초진부터 관광 · 쇼핑까지 의료관광에
필수적인 일본어 완벽정리

의료관광 日本語

박복원 · 강희석 공저

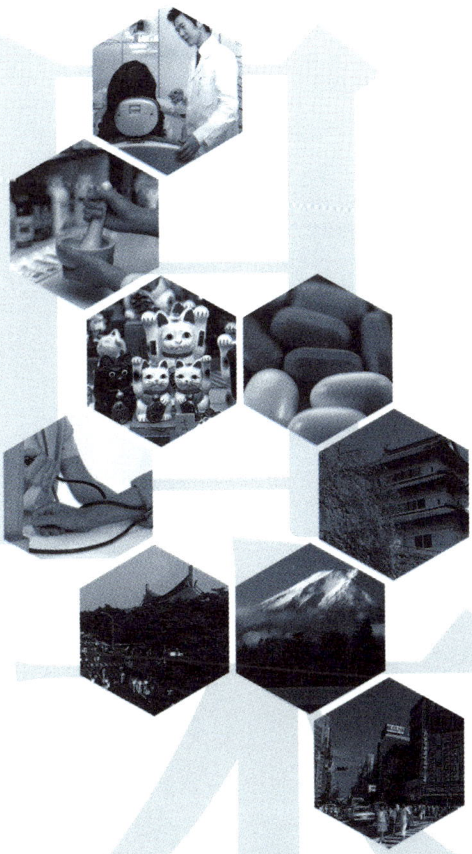

백산출판사

머리말

2009년 5월 1일 의료법이 개정되면서 우리나라를 찾는 일본인 의료관광객이 급증하게 되었습니다. 이는 우리나라 관광수입 증대에 크게 기여하게 되었고, 병원수익 증대에도 영향을 미치게 되었습니다. 현재 세계 의료관광 시장 규모는 급속한 성장 추세로 매년 증가하여 2010년에는 4,000만 명에 달할 것으로, 그리고 2012년에는 1,000억 달러 이상의 수익이 발생될 것으로 추정하고 있습니다. 또한 의료관광 유치를 위한 아시아 각국의 경쟁이 치열하여 태국, 싱가포르, 말레이시아, 인도 등 아시아 지역을 중심으로 시장 선점을 목표로 하고 있는 실정입니다. 우리 정부 또한 2013년에는 20만 명, 2020년에는 100만 명의 의료관광객을 유치 목표로 하고 있으며, 1조원 이상의 외화획득과 경제적 파급효과, 각 지자체 관련 종사자의 고용창출을 예상하고 있습니다. 한국관광공사의 「관광시장에 대한 한국의 인바운드 동향 보고서」에 따르면 일본 관광객은 2009년 기준 260만 명 정도가 한국을 방문한 것으로 발표되었으며, 특히 한국을 방문하는 일본관광객의 경우는 한류의 영향으로 여행뿐 아니라 피부미용, 메디컬 스킨케어, 척추수술, 출산 등을 위해 방문하는 관광객 숫자가 증가하고 있으며, 이후에도 보다 많은 일본관광객들이 한국으로 의료관광을 위해 방문할 것이라 판단하고 있습니다.

이 책은 의료 목적으로 우리나라를 방문하는 일본인들의 효과적인 치료를 위해 정확한 일본어를 구사할 수 있도록 처음으로 병원을 찾았을 때 필요한 초진부터 병력, 증상, 병원설비, 응급진료, 정밀검사, 재활치료, 수술, 입원, 퇴원, 약국 등 병원관련 부분과 출입국 및 관광 등의 관광관련 부분으로 나누어 구성하였습니다. 따라서 일본관광 관련학과에서 공부하는 학생들은 물론, 일본인 환자 치료를 위해 설립된 의료기관, 유치업자(촉진업체), 의료관광에 관심이 많은 학생, 의료 코디네이터, 여행사, 호텔, 항공사에서 일본관광안내를 담당하는 분들을 위해 필요한 내용을 수록하였습니다. 아무쪼록 일본의료관광에 종사하는 분들과 일본 관광사업에 관계되는 모든 분들께 도움이 되길 바랍니다.

끝으로 정부기관, 병원 관계자, 의료관광 전문가, 의료관광 유치기관, 의료관광 전문대학원 등 이 책이 출판되기까지 도와주신 모든 분들께 감사드립니다. 그리고 백산출판사의 진욱상 사장님과 편집부 임직원 여러분께도 지면으로나마 감사의 말씀드립니다.

저자 씀

차 례

1

초진(初診)

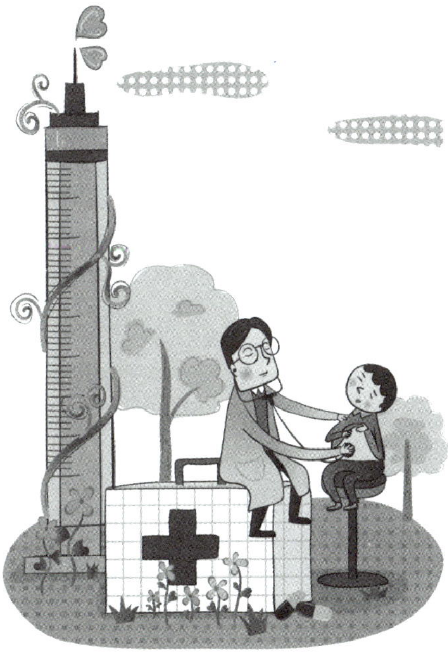

초기진료 또는 기초진료로서 일반적으로 병원을 방문하여 처음 진료하는 과정이다. 환자 개인이나 가족을 최초로 진료하는 것을 말하며, 질환 및 상담으로 병원을 처음 방문하여 의사가 초진환자의 질병을 과거 병력, 현재 병력, 환자의 기본정보, 직업, 환경을 정확하게 파악하여 적절한 지시를 내리고 긴급처방을 실시한 다음 다른 전문의에게 환자의 진료를 위탁하거나 혹은 환자의 지속적인 진단, 만성질환의 계속적인 치료를 담당하는 역할을 수행한다.

基本会話

1. どういうご用件(ようけん)ですか。

   어떤 용건입니까?

2. 11時(じ)に予約(よやく)をとっている佐藤(さとう)です。

   11시에 예약되어 있는 사토입니다.

3. 当院(とういん)で診察(しんさつ)を受(う)けるのは今日(きょう)が初(はじ)めてですか。

   이 병원에서 진찰받는 것은 오늘이 처음입니까?

4. それでは、この用紙(ようし)に記入(きにゅう)してください。

   그럼 이 용지에 기입해 주세요.

5. お呼(よ)びするまで、そちらに座(すわ)ってお待(ま)ちください。

   부르실 때까지 그쪽에 앉아 기다려 주십시오.

関聯語彙

초진등록서(初診の登録書)

なまえ
이름(名前) :

じゅうしょ
주소(住所) :

れんらくさき
연락처(連絡先) :

せいねんがっぴ
생년월일(生年月日) :

しょくぎょう
직업(職業) :

こくせき
국적(国籍) :

こんいんかんけい
혼인관계(婚姻関係) :

이름(名前)

お名前(なまえ)を聞(き)いてよろしいですか。

성함을 물어봐도 되겠습니까?

お名前(なまえ)を教(おし)えてください。

성함을 가르쳐 주십시오.

정확한 이름을 알아야 한다면 신분증명서(여권, 외국인등록증, 운전면허증)를 통해 확인한 후에 기록하는 것이 좋을 것이다. 또한 일본에서는 같은 한자라도 다르게 읽는 경우가 많기 때문에 일본어 발음을 함께 기록해 두면 편하다.

주소(住所)

住所(じゅうしょ)を教(おし)えてください。

주소를 가르쳐 주세요.

お住(す)まいはどこですか。

살고 계신 곳은 어디입니까?

今(いま)どこに住(す)んでいますか。

지금 어디에 살고 있습니까?

단기체류인 경우 「모국의 주소(母国の住所)」를 필요로 하는 경우와 현재 머무르고 있는 곳의 주소를 알아야 하는지를 구분해서 관리하는 편이 좋을 것이다. 특히 후자의 경우라면 「今どこに滞在していますか。」라고 질문하면 된다.

연락처(連絡先)

電話番号を教えてください。

전화번호를 가르쳐 주세요.

携帯電話の番号を教えてください。

휴대전화번호를 가르쳐 주세요.

連絡先を教えてください。

연락처를 가르쳐 주세요.

緊急の場合、連絡が取れる電話番号を教えてください。

긴급한 경우 연락할 수 있는 전화번호를 가르쳐 주세요.

숫 자

0	1	2	3	4
れい・ゼロ	いち	に	さん	よん・し
5	6	7	8	9
ご	ろく	なな・しち	はち	きゅう・く
10	20	30	40	50
じゅう	にじゅう	さんじゅう	よんじゅう	ごじゅう
60	70	80	90	100
ろくじゅう	ななじゅう	はちじゅう	きゅうじゅう	ひゃく
200	300	400	500	600
にひゃく	さんびゃく	よんひゃく	ごひゃく	ろっぴゃく
700	800	900	1000	2000
ななひゃく	はっぴゃく	きゅうひゃく	せん	にせん
3000	4000	5000	6000	7000
さんぜん	よんせん	ごせん	ろくせん	ななせん
8000	9000	10000	100000	1000000
はっせん	きゅうせん	いちまん	じゅうまん	ひゃくまん

특수한 숫자

0.1	0.35	1할	절반
れいてんいち	れいてんさんご	いちわり	はんぶん
2%	2배	1/2	1회
にパーセント	にばい	にぶんのいち	いっかい

고유숫자

하나	둘	셋	넷	다섯
ひとつ	ふたつ	みっつ	よっつ	いつつ
여섯	일곱	여덟	아홉	열
むっつ	ななつ	やっつ	ここのつ	とお

생년월일(生年月日)

生年月日(せいねんがっぴ)を教(おし)えてください。

생년월일을 가르쳐 주세요.

何年生(なんねんう)まれですか。

몇 년생입니까?

おいくつですか。

몇 살입니까?

お誕生日(たんじょうび)はいつですか。

생일은 언제입니까?

(1) **월**(月)

1월	2월	3월	**4월**	5월
一月(いちがつ)	二月(にがつ)	三月(さんがつ)	四月(しがつ)	五月(ごがつ)
6월	7월	8월	**9월**	10월
六月(ろくがつ)	七月(しちがつ)	八月(はちがつ)	九月(くがつ)	十月(じゅうがつ)
11월	12월	몇 월		
十一月(じゅういちがつ)	十二月(じゅうにがつ)	何月(なんがつ)		

(2) ~**개월**(か月)

1개월	2개월	3개월	4개월
いっかげつ	にかげつ	さんかげつ	よんかげつ
5개월	**6개월**	7개월	**8개월**
ごかげつ	ろっかげつ	ななかげつ	はっかげつ
9개월	**10개월**	11개월	몇 개월
きゅうかげつ	じゅっかげつ	じゅういっかげつ	なんかげつ

(3) 일(日)

ついたち 1	ふつか 2	みっか 3	よっか 4
いつか 5	むいか 6	なのか 7	ようか 8
ここのか 9	とおか 10	じゅういちにち 11	じゅうににち 12
じゅうさんにち 13	じゅうよっか 14	じゅうごにち 15	じゅうろくにち 16
じゅうしちにち 17	じゅうはちにち 18	じゅうくにち 19	はつか 20
じゅういちににち 21	にじゅうににち 22	にじゅうさんにち 23	にじゅうよっか 24
にじゅうごにち 25	にじゅうろくにち 26	にじゅうしちにち 27	にじゅうはちにち 28
にじゅうくにち 29	さんじゅうにち 30	さんじゅういちにち 31	なんにち 몇 일

직업(職業)

何(なん)の仕事(しごと)をしていますか。

무슨 일을 하고 있습니까?

どのような仕事(しごと)をしていますか。

어떤 일을 하고 있습니까?

ご職業(しょくぎょう)は何(なん)ですか。

직업은 무엇입니까?

何(なに)をなさっていますか。

어떤 일을 하고 계십니까?

医者(いしゃ)・医師(いし) 의사	看護師(かんごし) 간호사	獣医師(じゅういし) 수의사	マッサージ師(し) 마사지사
薬剤師(やくざいし) 약제사	放射線技士(ほうしゃせんぎし) 방사선기사	会社員(かいしゃいん) 회사원	映画監督(えいがかんとく) 영화감독
運転手(うんてんしゅ) 운전수	公務員(こうむいん) 공무원	外交官(がいこうかん) 외교관	画家(がか) 화가
議員(ぎいん) 의원	警察官(けいさつかん) 경찰관	軍人(ぐんじん) 군인	歌手(かしゅ) 가수
作家(さっか) 작가	詩人(しじん) 시인	無職(むしょく) 무직	司法書士(しほうしょし) 사법서사
自営業(じえいぎょう) 자영업	主婦(しゅふ) 주부	商業(しょうぎょう) 상업	銀行員(ぎんこういん) 은행원
小説家(しょうせつか) 소설가	消防官(しょうぼうかん) 소방관	職人(しょくにん) 장인	弁護士(べんごし) 변호사
判事(はんじ) 판사	検事(けんじ) 검사	速記士(そっきし) 속기사	労務士(ろうむし) 노무사

占(うらな)い師(し) 점쟁이	教授(きょうじゅ) 교수	教師(きょうし) 교사	俳優(はいゆう) 배우
建築家(けんちくか) 건축가	陶芸家(とうげいか) 도예가	美容師(びようし) 미용사	保育士(ほいくし) 보육사
評論家(ひょうろんか) 평론가	弁理士(べんりし) 변리사	翻訳家(ほんやくか) 번역가	漫画家(まんがか) 만화가

エンジニア	Engineer	엔지니어
アナウンサー	announcer	아나운서
イラストレーター	Illustrator	일러스트레이터
コピーライター	copywriter	카피라이터
コメディアン	comedian	코미디언
ジャーナリスト	Journalist	저널리스트
サラリーマン	salaryman	샐러리맨
タレント	talent	탤런트
ディーラー	dealer	딜러
デザイナー	designer	디자이너
バイヤー	buyer	바이어
ナレーター	narrator	내레이터
プロデューサー	producer	프로듀서
プログラマ	programmer	프로그래머
ホスト	host	호스트
モデル	Model	모델

혼인관계(婚姻関係)

結婚(けっこん)していますか。

결혼했습니까?

独身(どくしん)ですか。

독신입니까?

국적(国籍)

国籍(こくせき)を教(おし)えてください。

국적을 가르쳐 주세요.

どこから来(き)たのですか。

어디서 오셨습니까?

どこのご出身(しゅっしん)ですか。

어디 출신입니까?

한국	북한	일본	중국	미국
韓国(かんこく)	北朝鮮(きたちょうせん)	日本(にほん)	中国(ちゅうごく)	アメリカ
인도	대만	영국	독일	이탈리아
インド	台湾(たいわん)	イギリス	ドイツ	イタリア
몽골	캐나다	쿠바	페루	칠레
モンゴル	カナダ	キューバ	ペルー	チリ
브라질	아르헨티나	말레이시아	싱가포르	러시아
ブラジル	アルゼンチン	マレーシア	シンガポール	ロシア

~과(科)

どの先生(せんせい)に診(み)てもらいたいのですか。

어느 선생님께 진찰받고 싶습니까?

何科(なにか)の医師(いし)に診(み)てもらいたいのですか。

무슨 과 의사 선생님께 진찰받고 싶습니까?

どの科(か)に行(い)きたいのですか。

어느 과에 가고 싶습니까?

병원의 형태

国立病院(こくりつびょういん)	국립병원
公立病院(こうりつびょういん)	공립병원
大学病院(だいがくびょういん)	대학병원
総合病院(そうごうびょういん)	종합병원
赤十字社(せきじゅうじしゃ)	적십자사

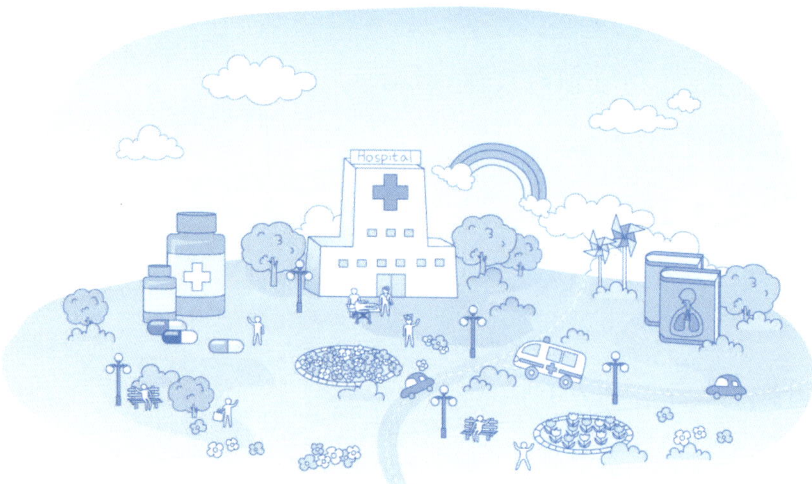

実用会話

A：どういうご用件ですか。

B：李先生と10時に予約をとっている井上洋子です。

A：当院で診察を受けるのは今日が初めてですか。

B：はい、そうです。

A：それでは、この登録用紙にご記入ください。

B：ごめんなさい、韓国語が読めません。

A：わかりました。では、私が質問します。

まず、お名前を教えてください。

B：田中角栄です。綴りはたなかかくえいです。

A：ご住所は?

B：昌原市中央洞251番地です。

A：電話番号もお願いします。

B：010−5678−1234です。

A：生年月日を教えてください。

B：1988年10月15日です。

A：ご職業は?

B：サラリーマンです。

A：韓国の医療保険証はありますか。

B：はい、これですね。

A：どうも。待合室で待っていてください。

その後はお呼びするまで、そちらに座ってお待ちください。

A：今日はたいへん混んでいます。3時間待てますか。

B：それは困ります。午後からは仕事があります。

A：そうですか。では明日の朝早くに来られますか。

B：はい、できます。

医療事情

初 診

現行法では、公的年金制度における加入要件や保険料の納付要件を満たしているどうかについて、その判断は初診日を基準に行われています。

初めて診療を受けた日

1	健康診断により異常が発見され、療養に関する指示を受けた場合は健康診断をを受けた日
2	同一傷病で転医した場合は最初の医療機関で診療を受けた日
3	同一傷病で、その傷病が治癒し再度発症している場合は再度発症し診療を受けた日
4	じん肺症については、じん肺症と診断され日
5	誤診の場合であっても、誤診をした医師等の診療を受けた日
6	障害の原因となった傷病の前に、相当因果関係があると認められる傷病があるときは、最初の傷病の初診日

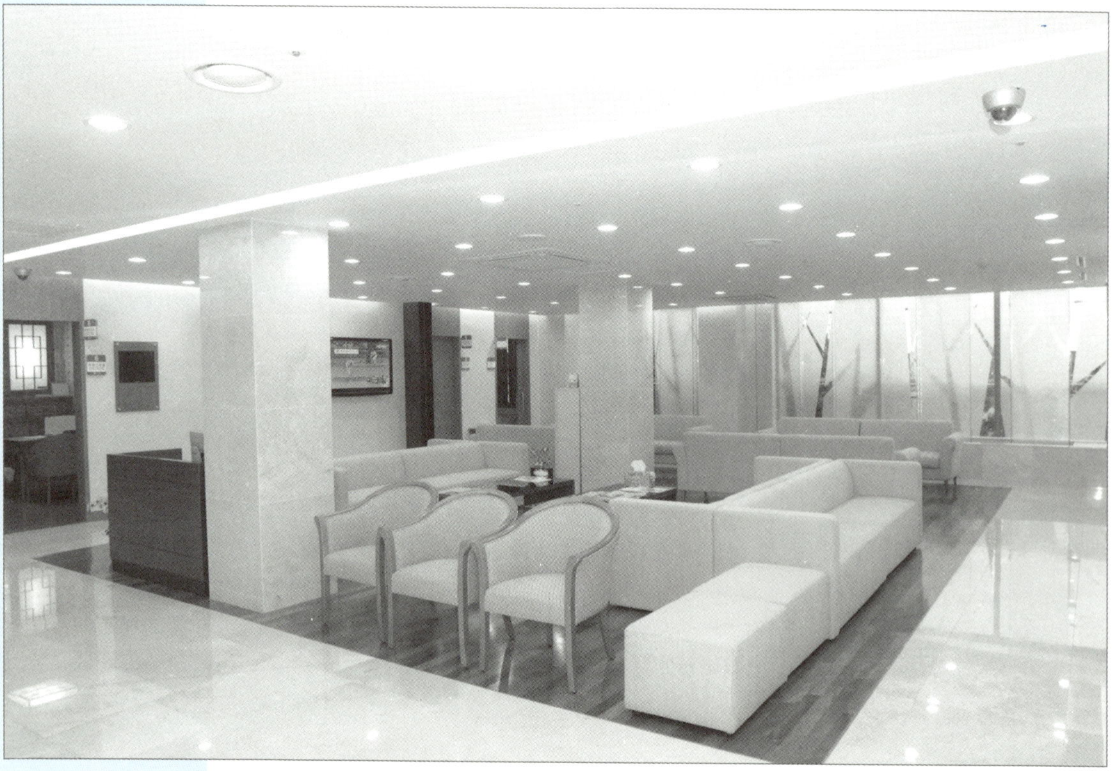

2

병력(病歷)

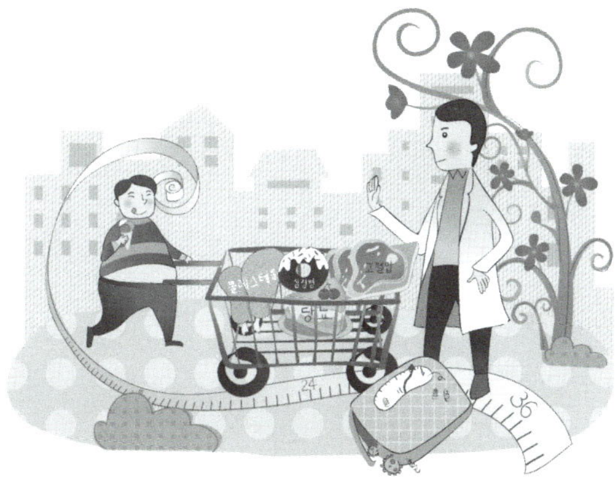

병력(病歷)은 의사의 관점에서 환자의 질환상태에 따라 환자가 호소하는 자각증세를 세심하게 듣는 한편, 환자 가족의 병력을 통하여 현재 치료에 대한 기본정보를 조회하고 판단하는 목적을 두고 있다. 특히 의사는 환자로부터 현재 걸려 있는 병에 대해 그 발병상황과 증세의 진행 또는 변동, 특히 배가 되는 고통은 어떤 것인가에 대해 물어서 진단한다. 병력은 주로 기왕력(출생의 상태와 과거에 걸렸던 병에 대한 경위), 가족병력(유전에 대한 정보를 파악하는 데 도움을 줌), 현 병력(현재의 병의 시작, 진행, 증세의 종류)이다.

基本会話

1. 今まで、大きな病気にかかったことがありますか。

   지금까지 큰 병에 걸린 적이 있습니까?

2. 兄弟や親が癌にかかったことがありますか。

   형제나 부모님이 암에 걸린 적이 있습니까?

3. 現在、何らかの薬を飲んでいますか。

   현재 어떤 약을 먹고 있습니까?

4. お酒は飲まれますか。

   술은 마십니까?

5. アレルギーがありますか。

   알레르기가 있습니까?

関聯語彙

주요 병명

아토피성 피부염	アトピー性皮膚炎(せいひふえん)	Atopic dermatitis
알레르기	アレルギー	Allergie
위궤양	胃潰瘍(いかいよう)	Stomach ulcer
에이즈	エイズ	AIDS
감기	風邪(かぜ)	Common cold
유행성이하선염	流行性耳下腺炎(りゅうこうせいじかせんえん)	Epidemic parotitis
간염	肝炎(かんえん)	Hepatitis
기관지염	気管支炎(きかんしえん)	Bronchitis
결핵	結核(けっかく)	Tuberculosis
고혈압	高血圧(こうけつあつ)	Hypertension
저혈압	低血圧(ていけつあつ)	Hypotonia
수막염	髄膜炎(ずいまくえん)	Meningitis
피부염	皮膚炎(ひふえん)	Dermatitis
천식	喘息(ぜんそく)	Asthma

담석	胆石(たんせき)	Gallstone
통풍	通風(つうふう)	Gout
타박상	打撲傷(だぼくしょう)	Bruise
화상	火傷(やけど)	Burn
습진	湿疹(しっしん)	Eczema
지랄병	てんかん	Epilepsy
당뇨병	糖尿病(とうにょうびょう)	Diabetes mellitus
뇌염	脳炎(のうえん)	Encephalitis
폐렴	肺炎(はいえん)	Pneumonia
매독	梅毒(ばいどく)	Syphilis
백내장	白内障(はくないしょう)	Cataract
홍역	はしか	Measles
백혈병	白血病(はっけつびょう)	Leukemia
백일해	百日咳(ひゃくにちぜき)	Whooping cough
빈혈	貧血(ひんけつ)	Anemia
풍진	風疹(ふうしん)	German measles
포진	ヘルペス	Herpes
편도선염	扁桃腺炎(へんとうせんえん)	Palatine tonsillitis

방광염	膀胱炎(ぼうこうえん)	Cystitis
마비	麻痺(まひ)	Paralysis
수두	水疱瘡(みずぼうそう)	Chickenpox
무좀	水虫(みずむし)	Athlete's foot
류머티즘	リューマチ	Rheumatismus
녹내장	緑内障(ろくないしょう)	Glaucoma
임질	淋疾(りんしつ)	Gonorrhea
늑막염	肋膜炎(ろくまくえん)	Pleuritis
관절염	関節炎(かんせつえん)	Arthritis
두통	頭痛(ずつう)	Headache
축농증	蓄膿症(ちくのうしょう)	Ozena
골절	骨折(こっせつ)	Fracture
신경통	神経痛(しんけいつう)	Neuralgia
식중독	食(しょく)あたり	Food poisoning
맹장염	盲腸炎(もうちょうえん)	Appendicitis
소화불량	消化不良(しょうかふりょう)	Indigestion
두드러기	じんましん	Nettle rash
설사	下痢(げり)	Diarrhea

암의 종류

암	がん あくせいしゅよう 癌(悪性腫瘍)	Cancer
뇌종양	のうしゅよう 脳腫瘍	Brain tumor
유방암	にゅうがん 乳癌	Breast cancer
자궁암	しきゅうたいがん 子宮体癌	Endometrial cancer
식도암	しょくどうがん 食道癌	Esophageal cancer
위암	いがん 胃癌	Stomach cancer
충수암	ちゅうすいがん 虫垂癌	Appendix cancer
대장암	だいちょうがん 大腸癌	Colorectal cancer
간암	かんがん 肝癌	Liver cancer
폐암	はいがん 肺癌	Lung cancer
난소종양	らんそうしゅよう 卵巣腫瘍	Ovarian tumor

実用会話

A：こんにちは。阿曾太郎(あそたろう)さんですか。

B：はい、そうです。

A：病歴(びょうれき)を教(おし)えてください。

B：はい。

A：家族(かぞく)の中(なか)で、癌(がん)になった人(ひと)はいますか。

B：はい、3年前(ねんまえ)に父(ちち)が肺癌(はいがん)になりました。

A：他(ほか)の大(おお)きな病気(びょうき)にかかっている人(ひと)やかかった人(ひと)はいますか。

B：はい、祖父(そふ)が60歳(さい)の時(とき)に結核(けっかく)でなくなりました。

A：家族(かぞく)の中(なか)で、糖尿病(とうにょうびょう)はありますか。

B：いいえ、ありません。

A：局所麻酔(きょくしょますい)をして気分(きぶん)が悪(わる)かったことがありますか。

B：いいえ、大丈夫(だいじょうぶ)です。

A：現在薬(げんざいくすり)を飲(の)んでいますか。

B：いいえ、薬(くすり)は飲(の)んでいません。

A：こんにちは。田中洋子さんですか。

B：はい、そうです。

A：あなたにお聞きしたいことがあります。

B：はい。

A：常用している薬はありますか。

B：ありません。

A：薬のアレルギーはありますか。

B：いいえ、ありません。

A：高血圧、糖尿病、心臓病などはありませんか。

B：ありません。

A：血圧を測定します。

B：はい。

A：血圧は正常です。

体温を計ります。体温計を脇の下に入れてください。

B：はい。

A：36度です。正常です。

B：そうですか。

医療事情

病 歴

以前に以下の病気にかかったことがある、または現在かかっていますか?

* 喘息(ぜんそく)、あるいは呼吸時の喘息(ぜいぜいする)、または運動時に喘鳴が起きる、または起きたことがあった。
* 花粉症、またはアレルギー症状の激しい発作、あるいは頻繁な発作がある。
* カゼ、副鼻腔炎、または気管支炎によくかかる。
* 何らかの肺の病気(肺炎など)がある、またはなったことがある。
* 気胸がある、またはなったことがある。
* その他の肺の病気がある、またはなったことがある。もしくは肺(胸部)の手術を受けたことがある。
* 行動上の問題、または精神的、心理的な問題がある、またはなったことがある。(不安発作、閉所恐怖症、広場恐怖症など)
* てんかん、発作、けいれんをおこす、またはそれを抑えるための薬を服用している。
* 複雑型偏頭痛を繰り返し起こす、またはそれを抑えるための薬を服用している。

＊意識喪失や、気絶したことがある。(完全、または一時的に意識を失う)

＊乗り物酔いがよくある。また乗り物酔いが激しくある(船酔いや車酔いなど)。

＊赤痢または脱水症状で治療が必要である。

＊何らかのダイビング事故や減圧症である、またはなったことがある。

＊中等度の運動ができない(たとえば1.6キロの距離を12分以内で歩くことができない)。

＊過去５年間に、意識を失う頭部の損傷があった。

＊腰痛を繰り返し起こす。

＊腰部または背骨の手術を受けている。

＊糖尿病である、またはなったことがある。

＊腰、腕、脚の外科手術、外傷や骨折後の後遺症がある。

＊高血圧症、または血圧降下剤など、血圧をコントロールする薬を服用している、またはしていた。心臓疾患にかかっている、またはわずらっていた。

＊心臓発作がおきる、またはおきたことがある。

＊狭心症、あるいは心臓外科手術、または動脈手術をうけている。

＊副鼻腔の手術を受けている。

＊耳の病気や手術を受けたり、聴覚障害、平衡感覚障害である。

＊耳の病気を繰り返し起こす、または起こしていた。

* 出血やその他の血液障害がある、またはあった。
* ヘルニアにかかっている、またはわずらっていたことがある。
* 潰瘍、または潰瘍の外科手術を受けている。
* 大腸や回腸の人工肛門の手術を受けている。
* 過去５年間に娯楽で麻薬を使用したり、治療のために麻薬を用いた、またはアルコール依存症になったことがある。
* 現在妊娠をしている、もしくはその可能性がある。
* 現在処方せんによる投薬を受けている。(避妊薬、マラリア予防薬は除く)
* パイプ、葉巻、タバコを喫煙している。
* コレステロール値レベルが高い。
* 家族に心臓発作や脳卒中の病歴がある方がいる。
* 現在診療を受けている。
* 食事療法で調整しているが糖尿病である。

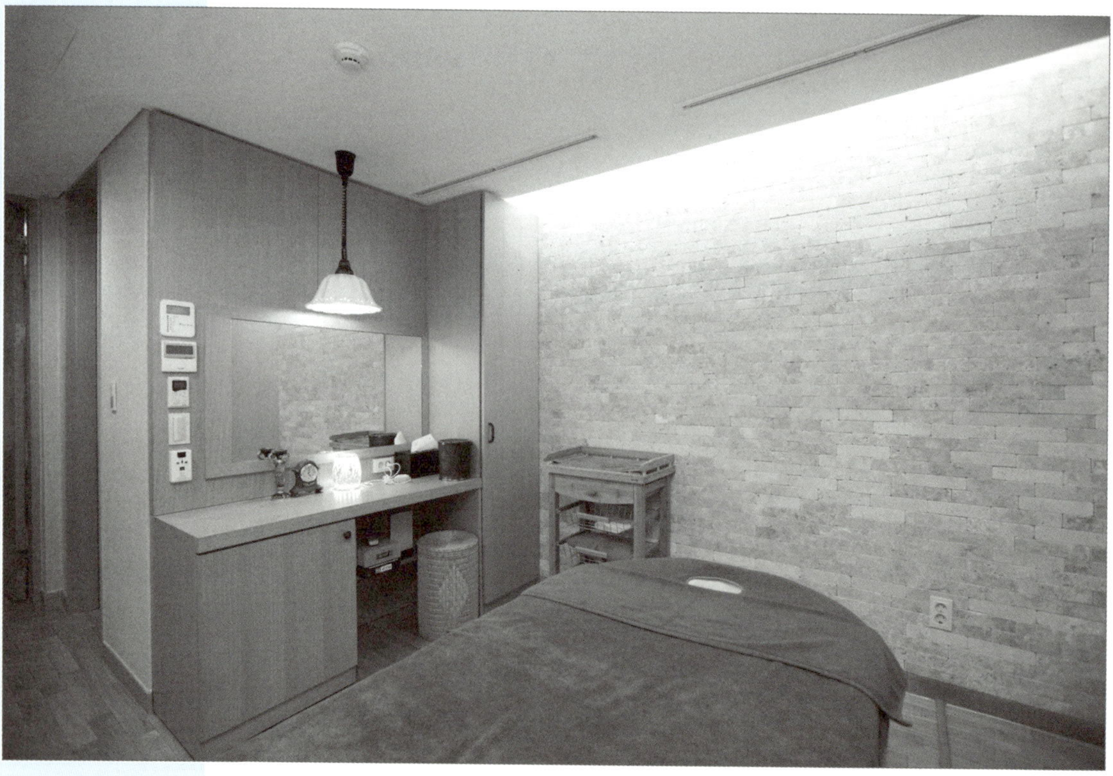

3

증상(症狀)

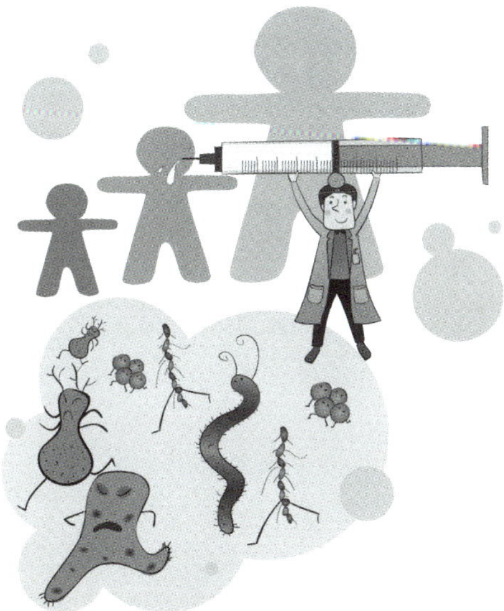

환경오염 물질과 환경변화 노출로 인한 현대인은 불균형 식단과 식생활, 운동부족, 비만, 음주행위와 흡연, 스트레스로 인하여 피부병, 두통, 알레르기 등의 성인병, 기타 질환의 증가로 인해 다양한 증상(症狀)이 발견되고 있다. 특히 증상은 정상적인 행동, 신체조직 변화, 불편함으로 인해 치료받는 자가 치료의 목적으로 전문 의사에게 만성, 급성통증을 호소하여 의료서비스가 요구되기도 한다.

基本会話

1. 怪我(けが)をしたのはいつですか。

   상처는 언제 입은 것입니까?

2. いつごろから痛(いた)みを感(かん)じるようになりましたか。

   언제부터 통증을 느끼게 되었습니까?

3. 最後(さいご)に医師(いし)に診(み)てもらったのはいつですか。

   의사 선생님께 마지막 치료는 언제 받았습니까?

4. 今日(きょう)は具合(ぐあい)がいかがですか。

   오늘은 컨디션이 어떻습니까?

5. 尿検査(にょうけんさ)で陽性(ようせい)の結果(けっか)が出(で)ました。

   소변검사에 양성반응이 나왔습니다.

関聯語彙

증상을 나타내는 표현

ずきずきする痛(いた)み	쑤시는 듯한 통증
刺(さ)すような痛(いた)み	찌르는 듯한 통증
割(わ)れるような痛(いた)み	깨질 듯한 통증
激(はげ)しい、鋭(するど)い痛(いた)み	심하게 예리한 통증
鈍(にぶ)い痛(いた)み	무지근하게 아픔
しつこい痛(いた)み	계속되는 통증
慢性的(まんせいてき)な痛(いた)み	만성적인 통증
急性的(きゅうせいてき)な痛(いた)み	급성적인 통증
ひりひりする	얼얼하다.
痺(しび)れる	마비되다. 저리다.
ちくっとする	벌레에 쏘인 듯한 통증
捻挫(ねんざ)する	관절을 삐다.
ひねる	뒤틀다. 비틀다.
脱臼(だっきゅう)する	관절이 어긋나다.
傷(いた)めた靭帯(じんたい)	다친 인대

腫れた	부었다.
骨折	골절
骨折した	골절되었다.
ひび割れ骨折	금이 간 골절
複雑骨折	복잡골절
頭が痛いです。	머리가 아파요.
軽い頭痛	가벼운 두통
割れるような頭痛	깨질 듯한 두통
ひどい頭痛がします。	심한 두통입니다.
頭がずきずきします。	머리가 쑤셔요.
目が痛いです。	눈이 아파요.
目まいがします。	현기증이 나요.
目がかすみます。	눈이 침침해요.
目がかゆい。	눈이 가렵다.
耳が痛いです。	귀가 아파요.
耳が遠いです。	귀가 멀었어요.
耳鳴りがします。	귀가 울려요.
のどが痛いです。	목이 아파요.
首が痛いんです。	목이 아픕니다.

鼻がつまります。	코가 막혀요.
鼻血が出ます。	코피가 나요.
歯がグラグラします。	이가 흔들려요.
詰め物がとれました。	떼운 것이 떨어졌어요.
肩が痛いんです。	어깨가 아픕니다.
胃が痛いです。	위가 아파요.
胸やけがします。	가슴이 쓰려요.
お中が痛いです。	배가 아파요.
お腹をこわしました。	배탈이 났어요.
心臓がおかしいです。	심장이 이상해요.
足が痛いんです。	다리가 아픕니다.
気分が悪い。	기분이 나쁘다.
めまいがする。	현기증이 나다.
吐き気がする。	토할 것 같다.
発疹が出ている。	발진이 나다.
かぜをひきました。	감기 걸렸어요.
鼻水が出る。	콧물이 나다.
咳が出ます。	기침이 납니다.
蜂に刺された。	벌에 쏘이다.

足首を挫いた。	발목을 접다.
手首を捻挫した。	손목을 접다.
手がはれている。	손이 부어 있다.
腕を骨折した。	팔이 부러졌다.
寒気がします。	오한이 나요.
熱があります。	열이 있어요.
たんが出ます。	가래가 나와요.
息苦しいです。	숨이 가빠요.
キリキリ痛いです。	찌르듯이 아파요.
吐気がします。	토할 것 같아요.
貧血気味です。	빈혈인 것 같습니다.
食欲がありません。	식욕이 없습니다.
げりをしました。	설사를 했어요.
便秘をしています。	변비입니다.
切傷です。	베인 상처입니다.
化膿しました。	곪았습니다.
高血圧です。	고혈압입니다.
低血圧です。	저혈압입니다.

진료기록카드에서 사용하는 약어

O/E	診察	진찰
ENT	耳鼻咽喉	이비인후과
RS	呼吸器	호흡기
CVS	循環器、心血管	순환기, 심혈관
GIS	消火器	소화기
GUS	泌尿生殖器	비뇨생식기
CNS	中枢神経	중추신경
C/O	～を訴える	～을 말하다.
T	体温	체온
P	脈拍	맥박
BP	血圧	혈압
HS	心臓の音	심장소리
BM	腸の動き、排便	장의 움직임, 배변
B.R.P	自由にトイレに行ってよい	자유로이 화장실에 가도 좋다.
Voided	尿の回数	소변의 횟수

実用会話

A：どこが痛(いた)いですか。

B：多分(たぶん)、風邪(かぜ)を引(ひ)いています。

A：熱(ねつ)はありますか。

B：はい、微熱(びねつ)があります。

A：ほかの症状(しょうじょう)はありますか。

B：はい、鼻水(はなみず)が止(と)まりません。

A：いつからですか。

B：昨日(きのう)からです。頭痛(ずつう)もありますし、寒気(さむけ)がします。

A：喉(のど)も痛(いた)いんですか。

B：はい。

A：喉(のど)を診(み)たいんです。「あー」と言(い)ってください。

B：あー。

A：喉(のど)がちょっと赤(あか)いです。吐(は)くことはありますか。

B：ありません。

A：最近(さいきん)のインフルエンザだと思(おも)います。

B：そうですか。

A：薬(くすり)をあげます。

B：はい。

A：一日三回(いちにちさんかい)、食後一錠(しょくごいちじょう)ずつ、一週間(いっしゅうかん)飲(の)んでください。

B：わかりました。

A：変(か)わったことがあれば、また来(き)てください。

B：はい、わかりました。

A：気(き)をつけてください。

B：どうもありがとうございました。

A：どうしましたか。

B：背中(せなか)に湿疹(しっしん)ができました。

A：背中(せなか)に湿疹(しっしん)ですね。かゆいですか。

B：はい。とてもかゆいです。

A：なるほと。湿疹(しっしん)はいつからですか。

B：三日(みっか)か四日前(よっかまえ)からです。

A：わかりました。他(ほか)の症状(しょうじょう)はありますか。

B：いいえ。

医療事情

病気と症状

日常生活において年齢に関わらず、ストレスや食生活で人間が本来備えてる免疫が狂ってきてます。
また、食生活の欧米化や運動不足によって生活習慣病の人も急増しています。
わが家でもそれぞれの仕事の環境によって、ストレスが溜まって体調を崩し、病院へ駆け込むこともあります。
日頃から自分自身の身体の状態を意識して、症状などから病気への関心が必要です。

病気の症状を書いてあるのが診断書ですが、病気の症状から、会社や産業医に、勤務体系や仕事内容についてアドバイスをするような書類が「診断書」です。

4

병원설비(病院設備)

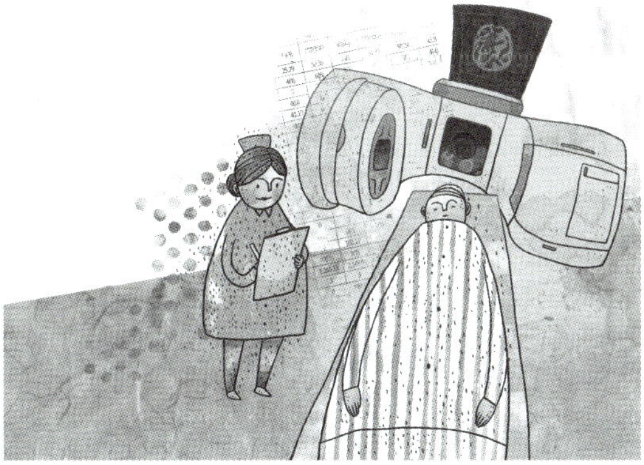

병원의 건물구조 및 설비는 의료의 특성과 발달, 그리고 각 계층 병원 이용자들의 다양한 욕구와 병원이용 목적의 차별성으로 인해 복작한 구조와 설계가 필요할 뿐만 아니라 다양한 설비가 요구된다. 특히 병원을 방문하는 환자, 입원환자 및 동반가족을 위해 환자의 치료개선 및 편의시설, 병원설비를 준비해야 하며, 최근에는 외래진료부, 입원진료부, 진료지원부, 보조부문을 구성하여 병원 규모에 따라 임상진료 각 과와 간호부서와 임상 각 과로 나누어 24시간 비상체계를 위한 편의시설 및 진료과목을 세분해서 설치하기도 한다.

基本会話

1. 放射線科(ほうしゃせんか)はどこですか。

   방사선과는 어디입니까?

2. 階段(かいだん)を降(お)りて歯科(しか)に行(い)ってください。

   계단을 내려가 치과로 가세요.

3. 皮膚科(ひふか)は左側(ひだりがわ)にあります。

   피부과의 왼쪽에 있습니다.

4. レントゲンを受(う)けるにはどこへ行(い)けばいいですか。

   엑스선 촬영하려면 어디로 가면 됩니까?

5. エレベーターで3階(かい)に上(あ)がってください。

   엘리베이터로 3층까지 올라가 주세요.

関聯語彙

병실의 설비

ベッド bed 침대	ベッドシーツ bedsheet 침대 시트	ベッドカバー bedcover 침대 커버
マットレス mattress 매트리스	毛布(もうふ) 담요	電気毛布(でんきもうふ) 전기담요
枕(まくら) 베개	室内着(しつないぎ) 실내복	トイレ toilet 화장실
便器(べんき) 변기	尿器(にょうき) 요기, 요강	おむつ 기저귀
明(あ)かり 등불, 불빛	電灯(でんとう) 전등	電灯(でんとう)のスイッチ 전등 스위치
エアコン air-conditioner 에어컨	暖房(だんぼう)	行火(あんか) 휴대용 화로
ロッカー locker 로커	コンセント concentric plug 콘센트	プラグ plug 플러그
ハンガー hanger 양복걸이	シャワー shower 샤워	洗面器(せんめんき) 세면기

タオル towel 타올	ペーパータオル paper towel 종이 수건	鏡(かがみ) 거울
歯磨(はみが)き 치약	歯(は)ブラシ 칫솔	屑籠(くずかご) 쓰레기통

의사용 용구 · 비품

白衣(はくい) 백의(흰옷)	名札(なふだ) 이름표	呼(よ)び出(だ)し装置(そうち) 호출장치
聴診器(ちょうしんき) 청진기	はさみ 가위	懐中電灯(かいちゅうでんとう) 회중전등
耳鏡(じきょう) 이경	検眼鏡(けんがんきょう) 검안거울	血圧計(けつあつけい) 혈압계

병원 내의 다른 설비

集中治療部(しゅうちゅうちりょうぶ)	집중치료실
理学療法室(りがくりょうほうしつ)	물리치료실
作業療法室(さぎょうりょうほうしつ)	작업치료실
言語訓練室(げんごくんれんしつ)	언어훈련실
リハビリテーション(rehabilitation)	리허빌리테이션
マタニティ・クリニック(maternity clinic)	머터니티 클리닉

위치 관련 표현

～の隣にあります。	～의 옆에 있습니다.
～の前(後ろ)にあります。	～의 앞(뒤)에 있습니다.
～の向いにあります。	～의 맞은편에 있습니다.
～を通り過ぎたすぐのところにあります。	～을 지나면 바로 있습니다.
AとBの間にあります。	A와 B 사이에 있습니다.
廊下の突き当たりにあります。	복도의 맞닥뜨린 곳에 있습니다.
左(右)にあります。	왼쪽(오른쪽)에 있습니다.
左手の3番目のドアです。	왼쪽 편 3번째 문입니다.

実用会話

A：小児科はどこですか。

B：二階に行ってください。

A：耳鼻科へはどう行けばいいですか。

B：一階に行ってください。

内科と外科の先を左に曲がってください。

左手の二番目のドアを入ったところです。

A：すみません。産科病棟にはどう行けばいいですか。

B：産科病棟ですか。こちらのほうへどうぞ。

最初の角を右に曲がると、すぐにエレベーターがあります。

A：右に曲がって、そしてエレベーターがあるんですね。

B：はい、そのエレベーターで5階まで上がりまして…

A：5階ですね。

A：放射線科への行き方を教えてくれませんか。

B：左手の次のドアを入ったところです。

A：どこで会計をすればいいですか。

B：まっすぐ進んで廊下の突き当たりを右に曲がってください。

それから、もう一度右に曲がって、待合室を通り抜けてください。会計は左手、薬屋の向いにあります。

A：すみません。友だちが505号室に入院しているんです。

その部屋へはどう行ったらいいですか。

B：はい、ここをまっすぐ進んで左に曲がってください。

505号室は廊下の突き当たりの右側にあります。

A：お湯を沸かしたいんですが、キッチンはどこにありますか。

B：角を曲がって廊下を進んで、エレベーターの所を通り抜けたすぐ右側にあります。

A：すみません。

タオルを洗濯したいんですが、この階に洗濯室はありますか。

B：ここを先に進んでください。左手にあります。

階段の先の二番目のドアを入ったところです。

医療事情

院内の諸設備のご案内

ポスト	正面玄関横に設置してあります。はがき、切手類は売店で販売しております。
公衆電話	病棟及び、外来待合いホール、売店前等及び正面玄関入口東側(身障者用)並びに病院正門脇にそれぞれ設置してあります。
売店	中央廊下1階のなかほどにあり、午前8時から午後6時まで(土日、祝日は午後5時まで)入院中に必要な日用品等を販売しております。
食堂	中央廊下2階のなかほどにあり、午前11時00分から午後2時まで面会や付添の方の食事ができるようになっています。(日曜祝日休み)
理容室	売店の隣にあり、午前9時から午後6時までいただけます(日曜日及び年末年始は休み) なお、患者さんの希望があれば、病室への出張理髪も承っております。
喫茶室	専門外来2階にあり、午前10時から午後3時までご利用いただけます。(土・日曜祝日は休み)
キャッシュサービス	外来待合いホールに郵便局のキャッシュサービスコーナーを設置しています。取扱時間は、平日午前9時から午後6時、土曜日午前9時から午後5時までとなっております。(日曜、祝日は休み)
ティーサーバー	各病棟内にティーサーバーを設置しておりますのでご自由にご利用下さい。

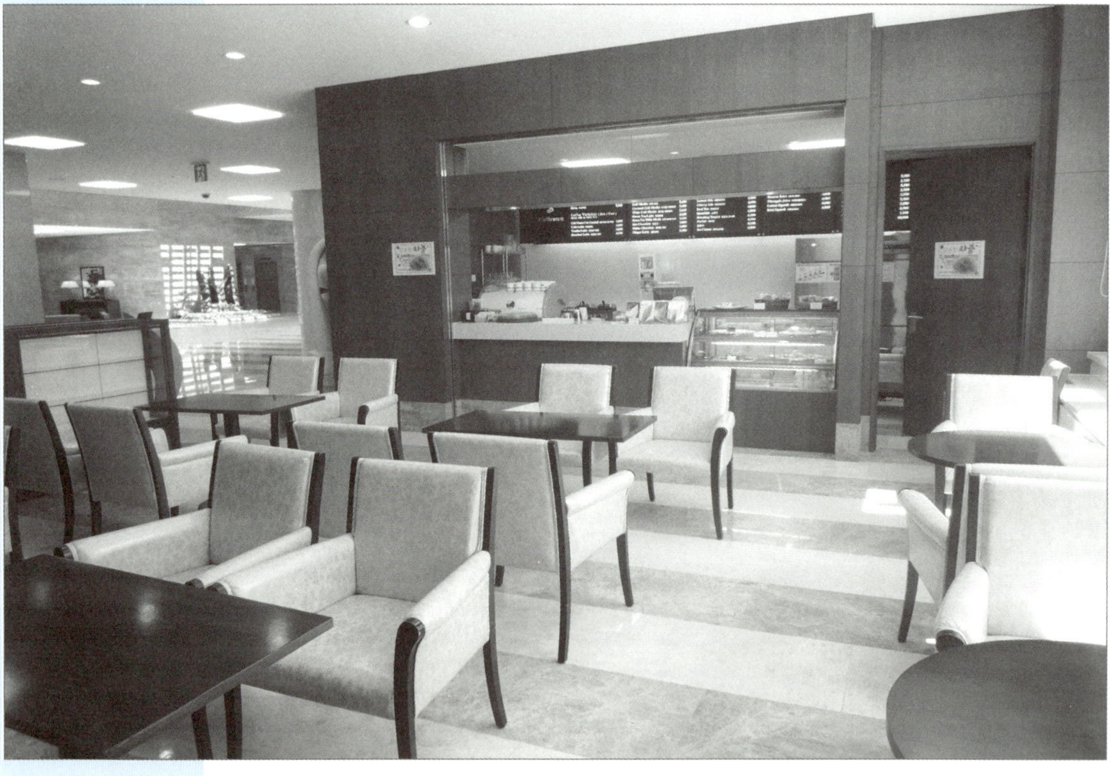

5

응급진료(応急診療)

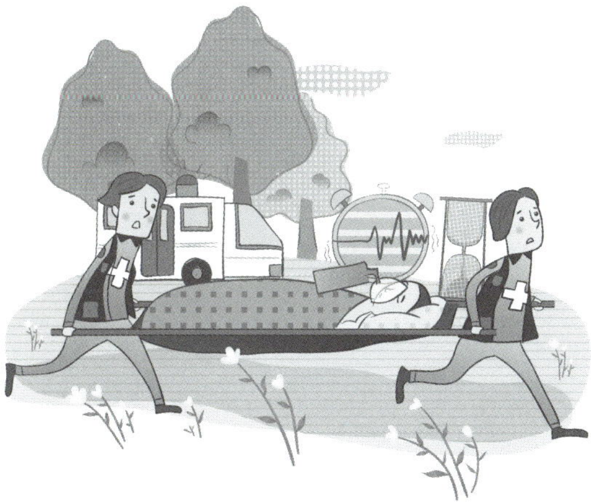

응급진료란 응급환자의 질병이나 분만 각종 사고 및 재해로 인한 부상이나 기타 응급상태에서 즉시 필요한 응급처치를 아니하면 생명을 보존할 수 없거나 심신상 중대한 위해가 초래될 것으로 판단되는 환자로서 응급의료에 관한 법률 제2조 1항에 제시한 응급증상 및 이로 인하여 진행될 가능성이 있다고 응급의료기관 종사자가 판단하는 응급증상을 말한다. 응급진료는 응급환자에 대한 의료서비스가 제공되거나 수시간 내에 의료서비스가 제공되지 않으면 생명이나 신체적인 기능에 결정적인 문제를 일으킬 수 있는 긴급한 상황에 대한 진료 의료서비스이다.

基本会話

1. 子供(こども)が階段(かいだん)から落(お)ちました。

   아이가 계단에서 떨어졌습니다.

2. 医者(いしゃ)を呼(よ)んでいただけるでしょうか。

   의사 선생님을 불러주실 수 있겠어요?

3. 常用(じょうよう)している薬(くすり)はありますか。

   상용하고 있는 약이 있습니까?

4. ここはどこか、わかりますか。

   여기는 어딘지 알겠습니까?

5. 指(ゆび)を動(うご)かすことができますか。

   손가락을 움직일 수 있습니까?

関聯語彙

COWS(응급환자 최초의 확인 · 지시)

C	聞えますか。	들립니까?
O	目を開けてください。	눈을 떠 보세요.
W	名前を教えてください。	이름을 가르쳐 주세요.
S	手を握ってください。	손을 쥐어보세요.

RICE(응급처치에 필요한 행동)

R(Rest)	安静(患部を安静に)	안정
I(Ice)	氷(冷やす)	얼음
C(Compress)	圧迫(包帯で押えて腫れを防ぐ)	압박
E(Elevate)	上げる(患部を上げる)	올린다.

AMPLE(응급처치에 필요한 확인사항)

A(アレルギー) Allergies	アレルギーがありますか。 알레르기가 있습니까?
M(薬) Medication	何か薬を飲んでいますか。 무슨 약을 복용하고 있습니까?
P(病歴) Past Medical History	重い病気にかかったことがありますか。 큰 병에 걸린 적이 있습니까?
L(飲食) Last Meal	最後に飲食したのはいつですか。 마지막 음식은 언제 먹었습니까?
E(行動) Events	何をしていてこうなりましたか。 무엇을 하다 이렇게 되었습니까?

4B's(응급처치의 순서)

Breathing	呼吸	호흡
Bleeding	出血	출혈
Burns	火傷	화상
Bones	骨格	골격

Colors(색깔로 환자의 상태를 체크)

Red(赤(あか))	高血圧(こうけつあつ)・頭(あたま)の怪我(けが)・熱射病(ねっしゃびょう)・炎症(えんしょう)
White(白(しろ))	ショック・低体温症(ていたいおんしょう)・心臓(しんぞう)の冠動脈閉塞(かんどうみゃくへいそく)
Blue(青(あお))	無酸素症(むさんそしょう)
Yellow(黄色(きいろ))	肝臓(かんぞう)

응급에 관한 용어

交通事故(こうつうじこ) 교통사고	墜落(ついらく) 추락	骨折(こっせつ) 골절	火傷(やけど) 화상
切(き)り傷(きず) 베인 상처	擦(す)り傷(きず) 찰과상	刺(さ)し傷(きず) 찔린 상처	水(みず)の事故(じこ) 물 사고
溺水(できすい) 물에 빠짐	痣(あざ) 멍	挫傷(ざしょう) 접질려진 부상	出血(しゅっけつ) 출혈
裂傷(れっしょう) 찢어진 상처	窒息(ちっそく) 질식	心臓発作(しんぞうほっさ) 심장발작	投薬(とうやく) 투약
処置(しょち) 처치	手術(しゅじゅつ) 수술	麻酔(ますい) 마취	検査(けんさ) 검사
在宅治療(ざいたくちりょう) 재택치료			

実用会話

A：中央洞15番地です。

父が突然意識を失って倒れたので救急車をお願いします。

B：呼吸はしていますか。

A：呼吸はあるようです。

B：すぐに救急車をまわします。

お宅の電話番号とお名前を教えてください。

A：1234−5678の木村です。

B：お父さんには何か持病がありますか。

A：血圧が高くて降圧剤を服用しています。

B：その降圧剤を持ってきてください。

A：はい、ここにあります。

B：かかりつけのお医者さんは誰ですか。

A：国際病院の金先生です。これが電話番号です。

B：それでは病院に運びますから、同乗してください。

A：木村さん、聞こえますか。

B：何が起きたのか説明してください。

A：急に倒れました。

B：呼吸ができません。

A：胸に圧迫感があります。

A：夕方から生理痛のような腹痛があって、
今、出血したのです。

B：出血した量はどの程度ですか。

A：生理の量が多い時ぐらいで今も続いています。

B：流産のようですね。緊急医療室に来てください。

医療事情

応急診療 案内

到着

応急患者として応急室に到着すると、応急室の手続き後、初診看護師が質問を済ませた後、患者の応急状態を把握します。

待合

初診看護師が患者の状態を把握した後、状態によって待合室で待つこともできます。応急室の状況により、いっそう深刻な状態の患者数に依り待合時間が左右されます。医師が診療を始める前には絶対に何も食べたり飲んだりしないのが重要です。飲食物を取った為、検査やその他の必要な処置を取ることが不可能な事態を招く恐れがあるからです。禁食に関しては初診看護師に問い合わせて下さい。

入院

状態が思ったより深刻で入院が必要な場合、直ちに入院することになります。医師が入院の決定を下した場合患者は看護師から入院案内文を受け、応急医学科、レセプション科の窓口で必要な入院手続きに従います。突発的な入院であるため病室の準備を済ませるまで何時間、或は何日間の時間が必要になることもあります。応急室又は患者の状態により他の病院に患者が移送される場合もあります。

韓国の応急医療先進化計画

2012年までに、全国の患者移送時間が30分以内に短縮される見通しです。保健福祉家族部は21日、予防可能な応急患者の死亡率を現在の33%から2012年までに25%に下げることを目標に、向こう3年間で総額6000億ウォンを投じる応急医療先進化推進計画を整え、施行すると明らかにしました。

- 移送時間が30分以上かかる全国175の邑・面地域には119救急支援センターを設置し、一部の離島や辺境地域はヘリコプターや警備艇での患者移送中に応急処置ができるよう、海洋警察庁や山林庁などに応急医療装備を補強させる。また、応急医療機関がない43の郡地域では、財政支援を通じ医療機関を設置する。

- 現在71%にとどまる専門医の充足率を100%に引き上げる方針だ。このため、施設や装備などハードウエア中心の医療機関評価を来年からは専門医診療、治療の迅速さなど質的評価に変え、結果を公開することにした。

- 職員など法的条件を満たした医療機関には1億～3億ウォンの基本補助と機関別支援を実施する一方、基本条件を満たしていない機関には支援削減などのペナルティーを与える。

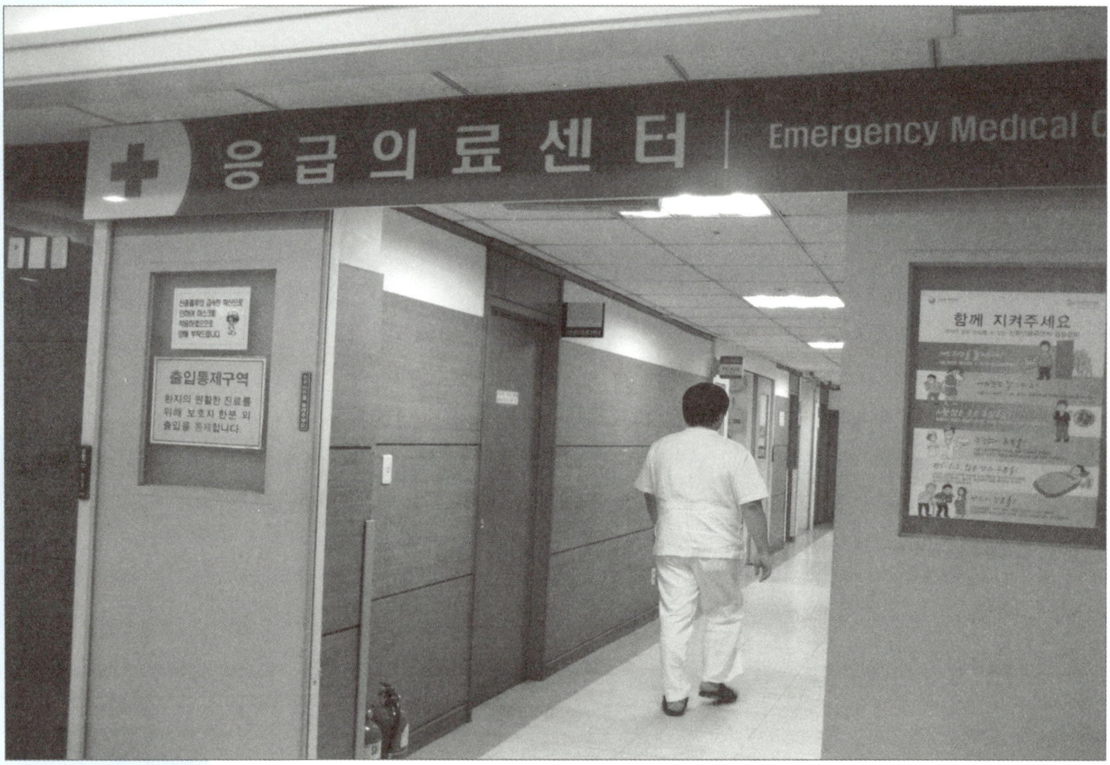
응급의료센터
Emergency Medical
출입통제구역
환자의 원활한 진료를
위해 보호자 한분 외
출입을 통제합니다
함께 지켜주세요

6

예약(予約)

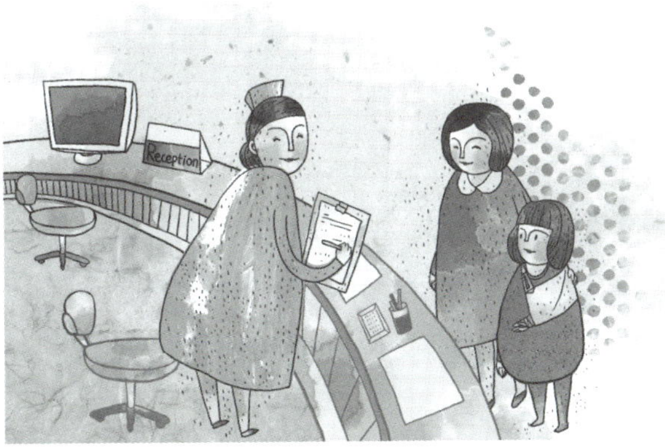

병원 이용자의 효율적인 병원 예약관리로서 병원의 진료능력, 진료시간 계획, 환자편의 등을 고려하여 내원 환자수를 요일별, 일자별, 시간대별로 조정하여 예약을 진행하고 있다. 병원예약 방법으로는 환자가 병원에 직접 내원하여 예약하거나 전화, 팩스 및 홈페이지를 이용하여 예약하는 방법과 재진예약은 대부분 진료 후 진료비 계산 시에 다음 진료일시를 예약하지만 초진예약의 경우는 환자가 내원하지 않고도 예약할 수 있어 최근 인터넷을 통한 예약제도가 편리하게 이용되고 있다.

基本会話

1. 診察(しんさつ)の予約(よやく)をする必要(ひつよう)があるのですか。

   진찰은 예약이 필요합니까?

2. 来週(らいしゅう)の火曜日(かようび)に来(こ)られますか。

   다음 주 화요일에 오실 수 있습니까?

3. その日(ひ)は都合(つごう)が悪(わる)いんです。

   그날은 사정이 좋지 않습니다.

4. 金曜日(きんようび)はいかがですか。

   금요일은 어떻습니까?

5. 何時(なんじ)までに来(く)ればいいですか。

   몇 시까지 오면 되겠습니까?

関聯語彙

시 간

(1) 시(時)

1時	2時	3時	4時	5時
いちじ	にじ	さんじ	よじ	ごじ
6時	7時	8時	9時	10時
ろくじ	しちじ	はちじ	くじ	じゅうじ
11時	12時	몇 시		
じゅういちじ	じゅうにじ	なんじ(何時)		

(2) 분(分)

1分	2分	3分	4分
いっぷん	にふん	さんぷん	よんぷん
5分	6分	7分	8分
ごふん	ろっぷん	ななふんしちふん	はっぷん
9分	10分	11分	몇 분
きゅうふん	じゅっぷんじっぷん	じゅういっぷん	なんぷん(何分)

요일(曜日)

日曜日(にちようび) 일요일	月曜日(げつようび) 월요일	火曜日(かようび) 화요일	水曜日(すいようび) 수요일
木曜日(もくようび) 목요일	金曜日(きんようび) 금요일	土曜日(どようび) 토요일	何曜日(なんようび) 무슨 요일

때를 나타내는 말

時刻(じこく) 시각	明け方(あけがた) 새벽	朝(あさ) 아침	午前中(ごぜんちゅう) 오전 중	正午(しょうご) 정오
昼(ひる) 낮	夜(よる) 밤	午前(ごぜん) 오전	午後(ごご) 오후	すでに 이미
まだ 아직	すぐ 곧	さっき 아까	今(いま) 지금	やがて 이윽고
夕方(ゆうがた) 저녁	夜中(よなか) 밤중	ゆっくり 천천히	早い(はやい) 빠르다	遅い(おそい) 느리다
今度(こんど) 이번	次に(つぎに) 다음에	あらかじめ 미리	まず 우선	先に(さきに) 먼저

과거 · 현재 · 미래

<table>
<tr><td>日(ひ)
(날)</td><td>一昨日(おととい)
그제</td><td>昨日(きのう)
어제</td><td>今日(きょう)
오늘</td><td>明日(あした)
明日(あす)
내일</td><td>明後日(あさって)
모레</td><td>毎日(まいにち)
매일</td></tr>
<tr><td>週(しゅう)
(주)</td><td>先々週(せんせんしゅう)
지지난주</td><td>先週(せんしゅう)
지난주</td><td>今週(こんしゅう)
이번주</td><td>来週(らいしゅう)
다음주</td><td>再来週(さらいしゅう)
다다음주</td><td>毎週(まいしゅう)
매주</td></tr>
<tr><td>月(つき)
(월)</td><td>先々月(せんせんげつ)
지지난달</td><td>先月(せんげつ)
시난달</td><td>今月(こんげつ)
이번달</td><td>来月(らいげつ)
다음달</td><td>再来月(さらいげつ)
다다음달</td><td>毎月(まいげつ)
매달</td></tr>
<tr><td>年(とし)
(년)</td><td>一昨年(おととし)
재작년</td><td>去年(きょねん)
昨年(さくねん)
작년</td><td>今年(ことし)
금년</td><td>来年(らいねん)
내년</td><td>再来年(さらいねん)
내후년</td><td>毎年(まいねん)
毎年(まいとし)
매년</td></tr>
</table>

実用会話

A：健康診断の予約を取りたいのですが。

B：いつごろご希望ですか。

A：朝一番早い時間にしていただきたいのですが、一番早くとれるのは何日ですか。

B：来週の木曜日でしたら9時に空いています。

A：それでは、お願いします。

B：お名前と生年月日、電話番号を教えてください。

A：名前は山田一夫、生年月日は1988年4月13日、電話番号は1234−5678です。

B：それでは、検診の三日前までに、こちらの検査室で血液検査を受けてください。これは、検診の日までに、結果が出るようにするためです。

A：検査室は8時から開いていますから何時にいらしても、結構ですが、検査の12時間前から絶食してください。水とブテックコーヒーは飲(の)んでもかまいません。

A：娘(むすめ)の健康診断(けんこうしんだん)で、李先生(りせんせい)の予約(よやく)をとりたいのですが。

B：李先生(りせんせい)は予約(よやく)がいっぱいで来月(らいげつ)になりますが。

A：先週(せんしゅう)日本(にほん)から引(ひ)っ越(こ)してきたばかりで、

今週中(こんしゅうちゅう)に学校(がっこう)に健康診断書(けんこうしんだんしょ)を提出(ていしゅつ)しなければならないのですが、

何(なん)とかならないでしょうか。

B：キャンセルがありしだいご連絡(れんらく)することはできますが、

今週中(こんしゅうちゅう)という確約(かくやく)はできません。

A：他(ほか)の先生(せんせい)で診(み)ていただける方(かた)はいらっしゃらないのですか。

B：金先生(せんせい)でしたら今週(こんしゅう)の金曜日(きんようび)の2時(じ)に空(あ)いていますが。

A：それでは、金先生(せんせい)にお願(ねが)いします。

A：インフルエンザの予防接種(よぼうせっしゅ)を打(う)ちたいんです。

B：今(いま)、受(う)けられますか。

A：予約(よやく)が必要(ひつよう)です。いつ来(こ)られますか。

B：午後(ごご)でもいいですか。

医療事情

インターネットや携帯電話の予約

インターネットや携帯電話は既にテレビや冷蔵庫と同じような必需品になっています。これからますますその傾向を強めるでしょう。
携帯電話、またはインターネット環境の整ったパソコンさえあれば、Web診療予約をご利用いただけます。患者様のご利用はすべて無料です。

体調の悪いなか、順番取りのために朝早くから病院に出かけていた方も多いと思います。Web診療予約は自宅から予約できるので、患者さまは予約した時間を目安に来院する事で最小の待ち時間で診察を受ける事ができます。

会社勤務の方は時間が限られているため、診療に長時間待たされるのを嫌がり病院に行くのをあきらめる方も少なくありません。Web診療予約は自分の都合に合わせて予約できるので、短時間で診てもらいたい方にも最適です。
病院にはさまざまな症状の方が訪れています。そんな中、混雑した待合室で長時間過ごすことによって他のウイルスに感染してしまうのではないかと不安に思っている方も多いと思います。Web診療予約は最短の待ち時間で診察を終えることができるため、院内感染の可能性を最大限抑える事が可能となります。

予約時に自分の症状を詳細に伝える機能(伝言機能)がついているため、診察時にすぐその症状に合った対応をしてもらう事ができます。

7

환자정보(患者情報)

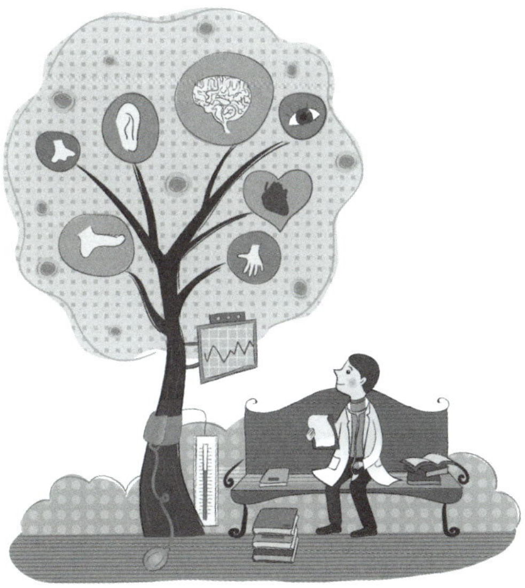

환자의 기본정보(키·몸무게·체온·혈압)는 수술 이전 또는 이후에 환자의 간호, 급식, 투약뿐만 아니라 수술시간, 수술방법, 투약하는 처방방법, 치료시간, 치료방법 및 회복시간, 회복방법에 기초자료로서 매우 중요한 부분을 차지한다.

基本会話

1. 健康診断のために来ました。

   건강진단 때문에 왔습니다.

2. それでは、まず身長と体重、血圧を測定します。

   그럼 먼저 키와 체중, 혈압을 재겠습니다.

3. このガウンを着てここでお待ちください。

   이 가운을 입고 여기서 기다려 주십시오.

4. 身長は何センチですか。

   신장은 몇 센티입니까?

5. 血圧を測りましょう。

   혈압을 측정합시다.

関聯語彙

診療科(しんりょうか)

内科(ないか)	내과
外科(げか)	외과
消化器科しょうかきか)	소화기과
脳神経外科(のうしんけいげか)	뇌신경외과
小児科(しょうにか)	소아과
皮膚科(ひふか)	피부과
泌尿器科(ひにょうきか)	비뇨기과
耳鼻咽喉科(じびいんこうか)	이비인후과
精神科(せいしんか)	정신과
眼科(がんか)	안과
歯科(しか)	치과
産婦人科(さんふじんか)	산부인과
胸部外科(きょうぶげか)	흉부외과
放射線科(ほうしゃせんか)	방사선과
麻酔科(ますいか)	마취과
循環器科(じゅんかんきか)	순환기과
整形外科(せいけいげか)	정형외과
形成外科(けいせいげか)	성형외과

키 · 몸무게 · 체온 · 혈압 등의 단위

体温(たいおん) 체온	体温計(たいおんけい) 체온계	華氏(かし) 화씨
摂氏(せっし) 섭씨	平熱(へいねつ) 평상시 체온	発熱(はつねつ) 발열
高血圧(こうけつあつ) 고혈압	低血圧(ていけつあつ) 저혈압	センチメートル 센티미터(cm)
キログラム 킬로그램(kg)	インチ 인치(inch)	フィート 피트(feet)
パウンド 파운드(pound)	ストーン 스톤(stone)	

実用会話

A：身長を教えてください。

B：はっきりわかりません。

A：では、身長を測りましょう。このスケールにまっすぐ立ってください。

172センチです。

A：体重を教えてください。

B：わからないんですけど。

A：では、体重を測りましょう。靴を脱いで、スケールに乗ってください。63キロです。

A：次に、体温を体重を測りましょう。

このようにこの体温計を脇の下に挟んでください。摂氏36.8度です。

B：熱がありますか。

A：いいえ、平熱ですよ。

A：血圧を測りましょう。

腕を出して、リラックスしてください。上が150で、下が110です。普段から血圧は高いんですか。

B：いいえ、今日、高いのは緊張しているからかもしれません。

A：脈拍を測りましょう。

手を出してくださいね。リラックスしてください。脈は78です。

医療事情

投薬や手術の前には身長や体重や血圧などを調べます。また採血や、脈などのバイタルサインを測る仕事も日常的にあります。

基礎体温はどのように計測していますか？

もし、口の中に体温計を入れて計っている場合、その体温は口腔温ですから、脇で測る(腋窩温)時より0.2～0.5℃高いはずです。もし腋窩温より口腔温が低かったら、それは計測方法に間違いがある可能性があります。念のため口腔温を計ったのち、腋でも計ってみてください。それから、下の1.～4.を確認してみてください

1. 計る前にしゃべったりしてませんか？
2. 計測中、口で息をしていませんか？
3. 計測中、口は閉じていますか？
4. 体温計の先は、舌の根元中央に当ててますか？

それから本題の基礎体温についてですが、高温期と言っても1度も上がるわけではありません。大体0.3度から0.4度ほどしか上がらないんです。なので、長期間基礎体温はつけてないと、判断出来ないんです。

自分の背の高さを説明する時、アメリカでは「feet」を使うのに対して、オーストラリアでは「meter」を使います。また、自分の体重について説明する時に、アメリカ人は「pound」を使いますし、年配のイギリス人やオーストラリア人は「stone」を使うことがうります。

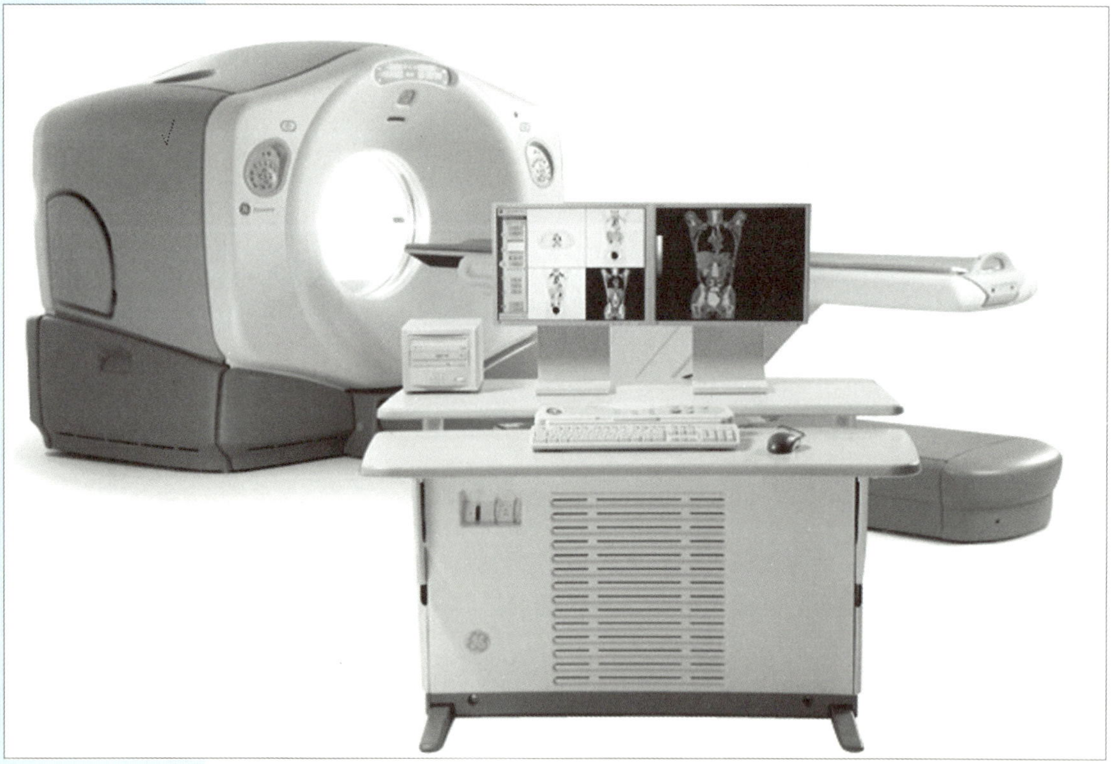

8

기초검사(基礎検査)

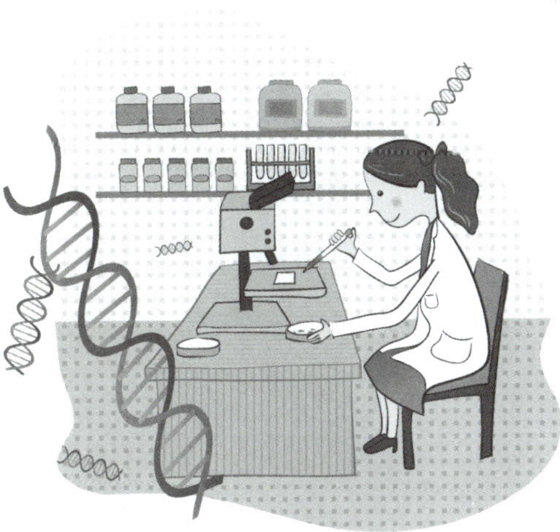

기초검사는 일상생활 행동에 아무런 이상을 느끼지 않거나 이상을 느껴도 가벼운 경우 그리고 혹시나 하는 염려 때문에 검사를 받게 되는 경우에 시행하며, 기초검사의 목적은 질병의 조기발견을 통한 조기치료와 그 위험인자를 개선하여 적극적인 질병예방을 실천함으로써 건강증진을 도모하는 것이다. 현대인의 서구화된 식생활, 운동부족, 흡연, 과도한 스트레스와 유해한 환경은 당뇨, 고혈압 등의 성인병과 그에 연관된 심혈관계 질환 그리고 각종 암의 발생 빈도를 지속적으로 증가시키고 있으므로 기초검사는 기본검진을 통한 예방의학에 그 목적을 두고 있다.

基本会話

1. こちらへどうぞ。

   이쪽으로 오세요.

2. 袖(そで)をまくってください。

   소매를 걷어 주세요.

3. ここに座(すわ)っていいですか。

   여기에 앉아도 되겠습니까?

4. 息(いき)を吸(す)ってください。

   숨을 들이 마시세요.

5. 大(おお)きく口(くち)を開(あ)けてください。

   입을 크게 벌려 주세요.

関聯語彙

息(いき)を吐(は)いてください。	숨을 토하세요.
座(すわ)ってください。	앉으세요.
立(た)ってください。	일어서세요.
起(お)き上(あ)がってください。	일어나 주세요.
後(うし)ろを向(む)いてください。	뒤를 돌아봐 주세요.
足(あし)を曲(ま)がってください。	다리를 구부려 주세요.
足(あし)をまっすぐにしてください。	다리를 쭉 펴 주세요.
シャツを脱(ぬ)いでください。	셔츠를 벗어 주세요.
このガウンを着(き)てください。	이 가운을 입어 주세요.
深呼吸(しんこきゅう)してください。	심호흡을 해 주세요.
息(いき)を止(と)めてください。	숨을 멈추어 주세요.
検査台(けんさだい)に座(すわ)ってください。	검사대에 앉아 주세요.
かばんをどこに置(お)けばいいですか。	가방은 어디에 두면 됩니까?
横(よこ)になってください。	누워 주세요.
うつ伏(ふ)せに寝(ね)てください。	엎드려 누워 주세요.

仰向(あおむ)けに寝(ね)てください。	위로 보고 누워 주세요.
横向(よこむ)きに寝(ね)てください。	옆으로(모로) 누워 주세요.
左向(ひだりむ)きに寝(ね)てください。	왼쪽을 향해 누워 주세요.
そのまま動(うご)かないでください。	그대로 움직이지 말아주세요.
「ア」と言(い)ってください。	「아」라고 해 주세요.
ここに座(すわ)ってください。	여기에 앉아 주세요.
袖(そで)をまくってください。	소매를 걷어 주세요.
腕(うで)を台(だい)に乗(の)せてください。	팔을 받침대에 얹어 주세요.
楽(らく)にしてください。	편안히 하세요.
ここを押(お)さえてください。	여기를 눌러 주세요.
手(て)でグーを作(つく)ってください。	손으로 동그라미를 만들어 보세요.

実用会話

A：検査のために血液を採ります。

B：どのくらい採りますか。

A：200ccくらいです。

座ってください。かばんはそのかごに入れていいですよ。

B：では、まず袖をまくって、腕を出してください。

A：こうですか。

B：はい、いいですね。

今度は、こんなふうにグーを作ってくださいね。

A：針を刺されるのは嫌だなあ。

B：いいですね。もう手を楽にしていいですよ。

A：ぜんぜん痛くありませんでした。

B：ええ、では、出血が止まるまで、ここを押えていてください。

A：尿検査が必要です。尿を採りましょうね。

B：わかりました。どうすればいいんですか。

A：この紙コップをあそこのトイレに持って行ってください。

B：最初(さいしょ)トイレに少(すこ)し流(なが)してから、コップ採(と)ってくださいね。

A：コップにどのくらいですか。

B：半分(はんぶん)くらいです。

A：それからどうすればいいですか。

B：洗面台(せんめんだい)のそばの専用窓(せんようまど)に出(だ)してください。

医療事情

病院の検査

健康診断は、特に自覚症状のない人が、自分の健康状態を知って生活習慣病を予防したり、隠れた病気を発見するために行われます。健康診断には、職場や自治体の健診などがあります。企業などに勤めていないと受けにくいことがあるかもしれませんが、健診の大切さを理解し、1年に1回は受けるようにしましょう。

健診では、血圧測定、尿検査、血液検査、肺機能検査、胸部エックス線検査、心電図検査、視力検査、眼圧測定、眼底検査などが行われます。尿検査では、尿糖、尿たんぱく、尿潜血反応など、血液検査では総コレステロールや血糖、GOT(AST)、GPT(ALT)、γ-GTP、赤血球数などさまざまな項目を調べます。

医師による診察も行われます。検査項目の数は、職場や自治体などによって異なります。「人間ドック」の場合は、健診より検査項目が多く、オプションの検査を加えることもできます。

健診や人間ドックでは、検査項目ごとに、結果を数値で表したり、異常の有無を示します。また、複数の項目から、脂質代謝、糖代謝、肝機能、腎機能などを調べ、「異常なし」「経過観察」「要再検査」「要精密検査」などと判定されます。

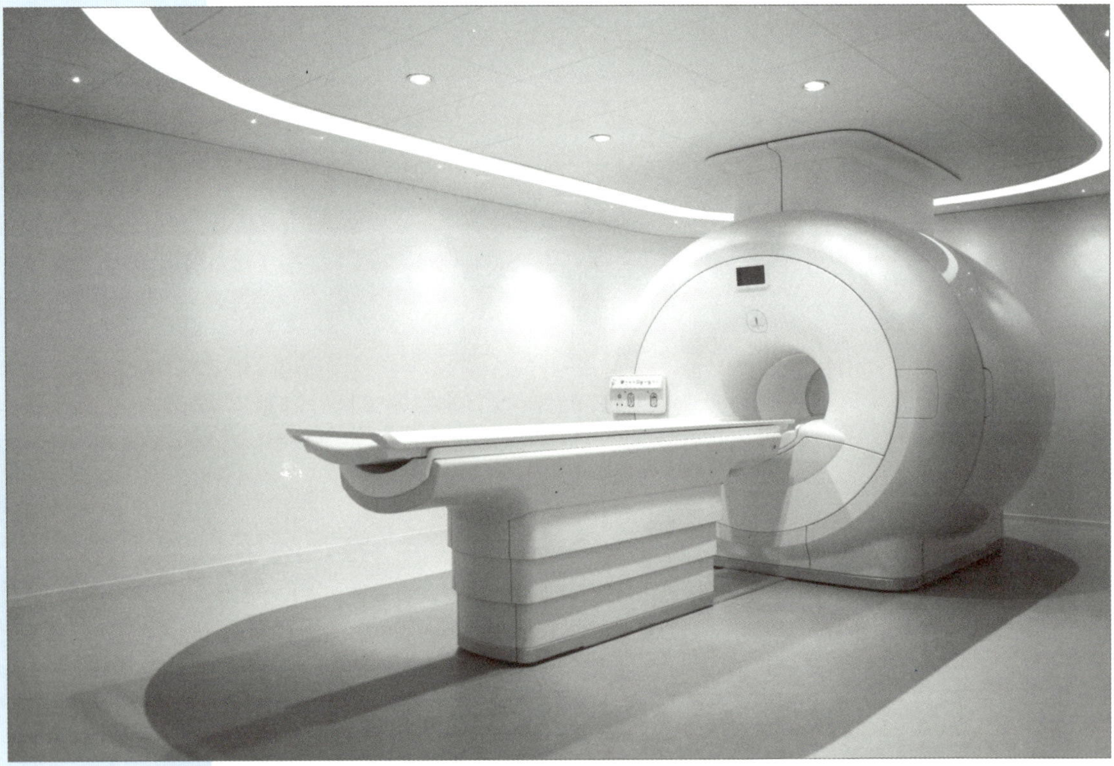

9

정밀검사(精密検査)

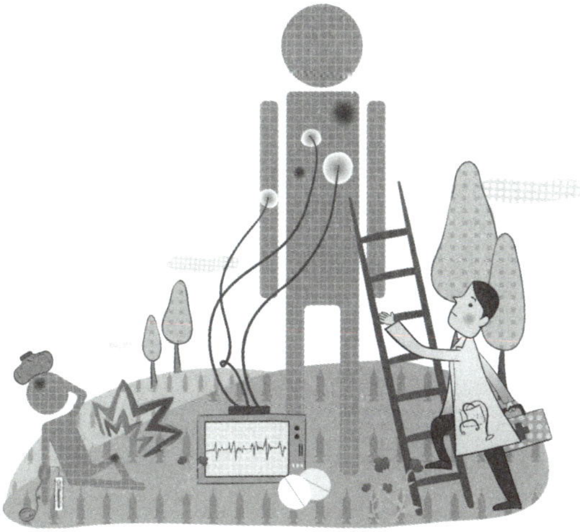

기초검사, 검진을 통하여 검사자의 질환에 대한 불편함과 혈당, 혈액, 맥박 등의 위험인자를 발견하고 질병의 조기발견을 통해 해당되는 질환에 대하여 심화된 장비를 가지고 정밀검사를 하게 된다. 특히 정밀검사에는 뇌 정밀(MRI, MRA), 치매 정밀, 여성 정밀(뇌 CT), 심장 정밀(심장초음파), 소화기 정밀(내시경, 복부 CT), 폐 정밀(흉부 CT), 관절염 정밀검사(핵의학, 유전자)를 한다.

基本会話

1. 最初(さいしょ)の検査(けんさ)は心電図(しんでんず)をとります。

   처음 검사는 심전도입니다.

2. 自分(じぶん)の健康状態(けんこうじょうたい)で特(とく)に心配(しんぱい)なところはありますか。

   자신의 건강상태에서 특히 걱정되는 곳이 있습니까?

3. 妊娠(にんしん)している可能性(かのうせい)はありますか。

   임신일 가능성은 있습니까?

4. 同意書(どういしょ)なしでは検査(けんさ)ができません。

   동의서 없이는 검사가 불가능합니다.

5. 薬(くすり)の効(き)き目(め)はどうでしたか。

   약의 효과는 어떠했습니까?

関聯語彙

각종 의료검사

血液検査	혈액검사
尿検査	소변검사
検便	대변검사
喀痰検査	가래검사
眼の検査	시력검사
聴力検査	청력검사
肺機能検査	폐기능검사
心電図	심전도
脳波図	뇌전도(electroencephalogram)
胸のレントゲン	흉부 X-ray
超音波検査	초음파검사
気管支鏡検査	기관지경검사
内視鏡検査	내시경검사
大腸内視鏡検査	대장내시경검사

胃内視鏡検査	위내시경검사
膀胱鏡検査	방광경검사
腹腔鏡検査	복강경검사
パップ試験	자궁암검사법(子宮癌検査法)
腰椎穿刺	요추천자
サーモグラフィー	데모그래피(thermography)
コンピュータ断層撮影	컴퓨터단층촬영
磁気共鳴映像法	자기공명영상법

実用会話

A：骨密度検査をします。

放射線科の18番の窓口まで行ってください。

B：はい。

A：中に入って、座ってください。

胸をこの検査台に載せてください。

A：心電図をとります。ここに横になってください。

B：はい。

A：靴下を脱いで、シャツを上に上げてください。

A：聴力検査をします。その部屋に入ってください。

B：はい。

A：座って、このヘッドホンをつけてください。

音が聞こえたら、このボタンを押してください。

A：超音波検査をします。ここに横になってください。

B：はい。

A：膝を曲げてください。

B：こういうふうにですか。

A：はい。では、このジェルは少し冷たく感じますよ。

A：胸のレントゲンをとります。ここで待っていてください。

B：はい。

A：中に入って、下着になるまで脱いでください。

プラジャーに金属のフックが付いているなら、それも外してください。

B：はい。

A：では、ここに立って、こちらを向いてください。

大きく息を吸って、そして息を止めてください。いいですよ。もう楽にしてください。

A：肺機能検査をします。

このマウスピースをくわえて、息を吸ってください。

B：はい。

A：田中さん。

B：はい。

A：こちらへどうぞ。金属のものは外してください。

取り外し可能な入れ歯は外してください。

B：わかりました。

A：体の中に、ステントやベースメーカーのような金属の埋め込みはありますか。

B：では、頭をこちらにして寝てください。

A：もう少し右に動いてください。はい。

少し私の方に向いてください。

B：検査時間はおよそ15分です。

医療事情

心電図(Electrocardiogram)

心電図は、心臓の電気的な活動の様子をグラフの形に記録することで、心疾患の診断と治療に役立てるものである。心臓のみの筋電図とも言える。電気生理学的検査の代表的なものであり、日常診療で広く利用されている。

血液検査(けつえきけんさ)

血液検査は、採血法によって得られた血液を利用して病状などを調べる臨床検査の一つ。検査は臨床検査技師が行う。

超音波検査(ちょうおんぱけんさ)

超音波検査は、超音波を対象物に当ててその反響を映像化することで、対象物の内部の状態を非破壊的に調査することのできる画像検査法の一種である。主に建設・材料・医療分野で頻繁に利用されている。近年、特に金属材料などを対象として、レーザーを用いて超音波を励起・計測するレーザー超音波計測が行われている。レーザー超音波計測により非接触での検査が可能となった。医療においては、この検査をもとにした超音波診断をおこなうことがある。

10

재활치료(再活治療)

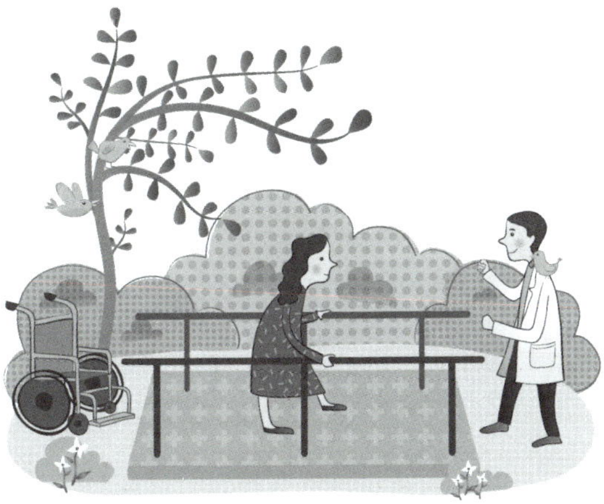

재활치료란 장애를 가진 사람이 가질 수 있는 최적의 신체적·감각적·지능적·심리적·사회적 수준을 성취하고 유지하려는 노력으로 수행하는 모든 치료이다. 장애가 없더라도 통증이나 일시적 질환, 외상으로 인해 환자가 추구하는 삶의 질이 저하될 때 회복시키기 위한 모든 치료의 과정을 말한다. 재활치료는 신체가 필요한 기능을 회복, 유지시키기 위해 환자의 활동에 대한 중재와 물리적 자극을 통하여 치료하는 것이다.

基本会話

1. 腕を楽にして、それから伸ばしてください。

   팔을 편안히 한 다음 펴 주세요.

2. 私を見て、同じようにやってください。

   나를 보고 따라해 보세요.

3. 左足に体重の半分くらい乗せてみてください。

   왼발에 체중의 절반 정도를 실어 보세요.

4. 腕はどのくらい高くあがりますか。

   팔은 어느 정도 높이 올라갑니까?

5. 今度は自分でやってみてください。

   이번에는 혼자서 해 보세요.

関聯語彙

ズボンを履くのが難しいですか。

바지를 입는 것이 어렵습니까?

シャツを着るのが難しいですか。

셔츠를 입는 것이 어렵습니까?

ボタンをかけるのが難しいですか。

단추를 채우는 것이 어렵습니까?

物を持ち上げるのが難しいですか。

물건을 들어 올리는 것이 어렵습니까?

右足に体重の3分1くらい乗せてみてください。

오른발에 체중의 1/3 정도를 실어 보세요.

このレベルならまだ大丈夫です。

이 수준이라면 아직 괜찮습니다.

まだ続けられますか。

계속 하실 수 있습니까?

電気が来ていますか。

전기가 와 있습니까?

強すぎますか。

너무 강합니까?

弱(よわ)すぎますか。

너무 약합니까?

痛(いた)くなってきましたか。

통증을 느낍니까?

違和感(いわかん)を感(かん)じていますか。

위화감을 느낍니까?

うつ伏(ふ)せに寝(ね)てください。

엎드려 누우세요.

仰向(あおむ)けに寝(ね)てください。

위를 향해 누우세요.

これから右(みぎ)の足(あし)を上(うえ)の方(ほう)へ動(うご)かします。

지금부터 오른쪽 발을 위로 향해 움직여 보세요.

痛(いた)みを感(かん)じますか。痛(いた)くなったら教(おし)えてください。

통증을 느낍니까? 통증이 오면 알려주세요.

できるだけ強(つよ)く押(お)してください。

가능하면 강하게 눌러 주세요.

できるだけ強(つよ)く引(ひ)っ張(ぱ)ってください。

가능하면 강하게 당겨 주세요.

やめたいですか、続(つづ)けたいですか。

계속하고 싶습니까? 그만두고 싶습니까?

実用会話

A：日常的な行動で、やりにくい動作がありますか。

B：ズボンを履くのが難しいです。

A：シャツを着るのはどうですか。

B：難しいです。

A：ボタンをかけるのも難しいですか。

B：はい、そうです。

A：まず、いくつかの運動をやってみましょう。

B：はい。

A：一段一段、階段を上りましょう。

足をそろえてから始めましょう。

歩幅を大きくしましょう。

B：はい。

A：いつもはどちらの手で杖を使っていますか。

B：左手です。

A：電気治療から始めましょう。

うつ伏せに寝てください。

B：はい。

A：電気が来ていますか。

B：はい。

A：強いですか、弱いですか。

B：弱すぎます。

A：このレベルでまだ大丈夫ですか。

B：いいえ、痛くなってきました。

医療事情

リハビリテーション(rehabilitation)

リハビリテーションとは、身体的、精神的、社会的に最も適した生活水準の達成を可能とすることによって、各人が自らの人生を変革していくための手段を提供していくを目指し、かつ、時間を限定した過程である。

心·身の機能と構造の障害には、出生前あるいは出生後に罹患した病気や外傷によって起きる脳・脊髄・末梢神経などの神経系、筋・骨・関節などの運動器系、呼吸器・環器・消化器・内分泌などの内臓器系、視覚・聴覚・平衡覚などの感覚器系、精神・心理などの知的機能系などに起きる機能と構造の障害を含む。また障害は心·身の機能·構造だけでなく、日常生活の活動の制限、社会生活への参加の制約も含める概念である。この概念は、障害というものが個人の生活する家庭・学校・職場・近隣地域・社会・行政などの環境に大きく影響を受けることを示している。このように障害は多岐にわたるので、医学的リハビリテーションはリハビリテーション専門医・リハビリテーション看護師・理学療法士・作業療法士・言語聴覚士・臨床心理士・義肢装具士・ソーシャルワーカーなど多数の専門職の協業によって行われるべきものである。

医学的リハビリテーションでは障害の回復が重要課題だが、予防的アプローチも大きな比重を占める。例えば、外科の開胸・開腹手術の術前・術直後から呼吸リハビリテーションを行って合併症の発生を未然に防ぐこと、骨・関節の手術前と手術直後から筋力増強を図って術後の筋力低下を防ぎ早期自立を図ること、回復が期待できない進行性の疾患でも筋力維持練習で進行を遅らせ、悪性新生物(癌・肉腫)でも合併症を防ぎ体力を維持し生活の活動性を保つことなどである。

脳卒中や脳外傷による障害は運動·感覚麻痺に加えて、言語の障害、知的な障害、家屋と地域の環境、家族関係、復学・復職の問題、経済的問題、地域社会資源活用など、本人·家族だけでは解決が困難な課題が山積していることが多いので、これらの解決を支援するために複数の専門職種がチームを組んで連携·協力して評価と治療を行う。

11

수술(手術)

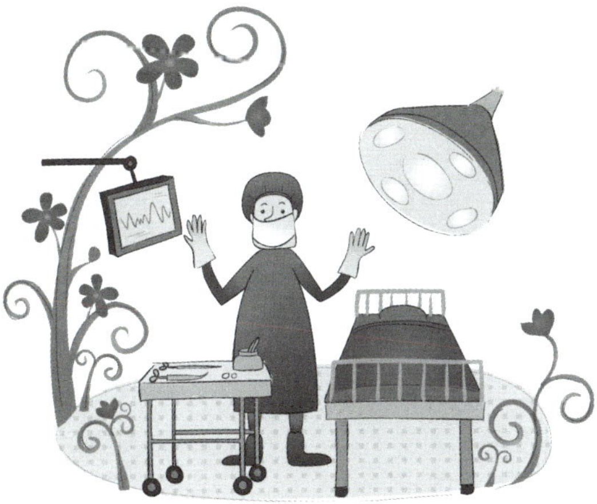

치료를 목적으로 피부, 점막 또는 조직을 절개하여 시행하는 외과적인 치료 행위로 주로 마취법과 멸균법이 발전하면서 최근 고난이도 수술이 가능하게 되었다. 의학수준이 높은 환자의 질환상태에 따라 외래진료 후 입원절차를 거쳐 수술을 결정하기도 하지만 응급증상에 의해 수술을 바로 결정하여 진행하기도 한다. 수술 전 주의사항, 금식, 수술 전 준비사항에 대하여 사전에 충분한 의사의 상담이 필요하며, 수술실 사정에 따라 변경될 수도 있고, 수술 당일 수술에 따른 의료진의 전체회의에서 당일 수술 및 치료환자에 대해 충분히 논의한 후 수술치료 방법을 결정하기도 한다.

基本会話

1. 夜(よる)9時(じ)以降(いこう)は何(なに)も飲(の)んだり食(た)べたりしないでください。

   밤 9시 이후에는 아무것도 마시거나 먹지 마세요.

2. 入院(にゅういん)は何日(なんにち)から何日(なんにち)までですか。

   입원은 몇 일부터 몇 일까지입니까?

3. 手術(しゅじゅつ)の時間(じかん)はどれくらいですか。

   수술시간은 어느 정도입니까?

4. 手術(しゅじゅつ)の方法(ほうほう)をもう一度(いちど)説明(せつめい)してください。

   수술방법을 다시 한 번 설명해 주세요.

5. 個室(こしつ)と洗面所(せんめんじょ)が絶対(ぜったい)に必要(ひつよう)です。

   독실과 세면장이 꼭 필요합니다.

関聯語彙

입원할 때 준비해야 할 것

Pyjamas	パジャマ(寝巻き)	잠옷
A bath towel	バスタオル	목욕타올
A tissue box	ティシューペーパ	화장지
Toiletries	洗面道具	세면도구
Slipper	スリッパ	슬리퍼
Cup	湯飲み	찻잔
Spoon	スプン	스푼
Chopsticks	箸	젓가락
Memory pad	メモ用紙	메모용지

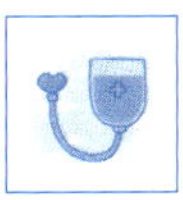

持ち物にはすべて名前を記入してください。

貴重品(指輪など)は持って来ないでください。

爪は短く切って、マニキュアは落とし、お化粧はしないでください。

수술관련 용어

投薬(とうやく) 투약	注射(ちゅうしゃ) 주사	麻酔(ますい) 마취
処置(しょち) 처치	保険適用(ほけんてきよう) 보험적용	在宅治療(ざいたくちりょう) 재택치료
初診料(しょしんりょう) 초진료	医学管理(いがくかんり) 의학관리	検査(けんさ) 검사
画像診断(がぞうしんだん) 화상진단	光線治療(こうせんちりょう) 광선치료	患者負担(かんじゃふたん) 환자부담
小計(しょうけい) 소계	合計(ごうけい) 합계	

イヤリングと指輪(ゆびわ)を外(はず)してください。
귀걸이와 반지를 빼주세요.

貴重品(きちょうひん)を預(あず)かってください。
귀중품을 맡겨 주세요.

私物(しぶつ)を保管(ほかん)する場所(ばしょ)はありますか。
사물을 보관할 장소는 있습니까?

これをロッカーに入(い)れておいてください。
이것을 로커에 넣어 주세요.

体毛を剃ってください。

제모해 주세요.

その後シャワーをしてください。

그 후에 샤워를 하세요.

21時からは飲食は禁止です。

21시부터 음식을 먹을 수 없습니다.

切り傷の大きさはどのくらいでしょうか。

베인 상처의 크기는 어느 정도입니까?

手術の時は、意識がありますか。

수술할 때 의식은 있습니까?

手術の後に、写真を見られますか。

수술 후에 사진을 볼 수 있습니까?

手術後3時間ほどで帰れます。

수술 후 3시간 정도면 돌아갈 수 있습니다.

もう一度ゆっくり説明してください。

다시 한 번 천천히 설명해 주세요.

聞き取りが苦手なので要点を書いていただけますか。

듣기가 서툴러서 그렇습니다만, 요점을 적어주실 수 있겠습니까?

洋服を脱いでください。下履きは大丈夫です。

겉옷을 벗어주세요. 신은 괜찮습니다.

腰まで服を脱いでください。

허리까지 옷을 내려주세요.

このガウンを着てください。

이 가운을 입으세요.

大きく息を吸って、できるだけゆっくり吐いてください。

크게 숨을 들이쉬고, 가능한 한 천천히 내쉬세요.

動かないでください。

움직이지 마세요.

袖をまくってください。採血します。

소매를 걷어 주세요. 채혈하겠습니다.

手術前に点滴2本あります。

수술 전에 점적 2병 있습니다.

点滴をしている所が痛いです。

점적하고 있는 곳이 아픕니다.

体温計を腋の下に5分間入れて置いてください。

체온계를 겨드랑이 아래에 5분간 넣어 두세요.

ご家族の方は手術終了までお待ちください。

가족분들은 수술이 끝날 때까지 기다려 주세요.

実用会話

A：手術は午後4時に予定しています。

手術前に、浣腸をします。

B：はい、わかっています。

A：サインした同意書を持って来られましたか。

B：はい、ここにあります。

手術について心配しています。

A：担当医は経験豊富です。安心してください。

B：麻酔はどのくらい続きますか。

A：約2時間ぐらいです。これから点滴を開始します。

A：手術のことを少し説明します。

気持ちが楽になるかもしれませんから。

B：ええ、お願いします。

A：3時に点滴を開始します。そして鎮静剤を注射します。

B：もう、そのとき、手術室にいるんですか。

A：いいえ、でも行く途中で少し眠くなるかもしれません。

手術の最中は全身麻酔がかかっています。

B：どのくらい麻酔がきいているのですか。

A：たぶん2時間くらいです。

B：手術から戻った後、どうなりますか。

A：目が覚めたら、少し吐き気がするかもしれません。

それから、しばらくは傷口が痛く感じられるでしょう。

ドクターがもうすぐ回診にいらっしゃいます。

これから手術室にお連れします。

医療事情

手術(しゅじゅつ、Surgery)

手術は、用手的に創傷あるいは疾患を制御する治療法で、生体に侵襲を加えるものをいう。通称、略称としてオペとも呼ばれる。

拡大手術と縮小手術

医療技術の発達に伴い、周術期管理は格段の進歩を遂げ、侵襲の大きい手術を比較的安全に行うことが可能になってきた。そのため、治療成績の向上を目的として、手術はこれまで拡大の一途をたどってきた。しかし、近年の臨床研究により、必ずしも拡大手術が治療成績の向上に寄与しないことが明らかになり、拡大手術に対する反省の声が挙がった。またQOL重視の風潮や患者意識の高まりもあり、2004年現在では手術は全体として縮小化の流れにある。

低侵襲手術

内視鏡手術や血管内手術を代表とする、従来よりも侵襲の少ない手術のこと。近年の手術用器械の発達はめざましく、従来よりはるかに安全かつ容易に手術が行えるようになった。また、コンピュータの目覚しい発達とともに、コンピュータを手術中に活用するコンピュータ支援外科も登場している。ただし、鏡視下手術に関しては、体表の切開創こそ小さいものの、手術の内容自体は従来の手術とほぼ変わらないため、本当に低侵襲であるかどうかは議論のあるところである。また従来より容易になったとはいえ（すべての手術に言えることではあるが）技術に習熟せず安全な手術ができるわけではなく、未熟な執刀医による医療事故も発生している。

ポリープ切除術

ポリペクトミーは、内視鏡手術の一つ。胃や大腸などの太い内視鏡が入る消化管にできるポリープ等の隆起性病変を、内視鏡下に切除する手術である。

姑息的手術

根治が望めない病態において、症状の緩和もしくは延命を目的として行う手術をいう。腹腔内のがんによる腸閉塞に対し、食物が通過できるように行うバイパス術などがこれに当たる。

単開胸術、単開腹術

治療目的で開胸または開腹したものの、病変が思いの外進行しており手術適応がないと判断されたなど、外科的治療を実施することなく手術を終了したものをいう。

12

수술 이후(手術 以後)

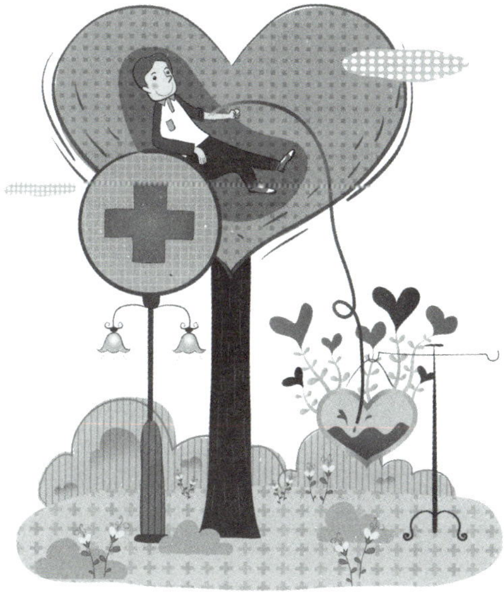

수술의 질환, 결과의 중·경증 상태에 따라 바로 퇴원하는 경우가 있지만 환자 상태에 따라 바로 병실로 이동하여 재활치료, 회복치료가 필요하다. 수술 이후에는 질환별에 따라 음식 섭취 시 주의사항, 질환별 주의사항, 보조기구 착용, 수술 이후 운동, 수술 이후 물리치료, 수술 이후 업무복귀, 운전시기 등 회복하기 전까지 주의사항이 요구된다. 수술 이후 바로 퇴원하는 경우에는 환자상태 및 수술 후 관리를 위해 병원에 내원하여 정기적으로 검사를 시행하기도 한다.

基本会話

1. よく眠(ねむ)れましたか。

   잘 주무셨습니까?

2. これから脈拍(みゃくはく)を測(はか)ります。

   지금부터 맥박을 재겠습니다.

3. 昨日(きのう)は食事(しょくじ)をどのくらい食(た)べましたか。

   어제는 식사를 어느 정도 했습니까?

4. ほとんど食(た)べられませんでした。

   거의 먹지 못했습니다.

5. 昨日(きのう)、尿(にょう)は何回(なんかい)出(で)ましたか。

   어제 소변은 몇 번 보았습니까?

関聯語彙

食事をどのくらい食べましたか。	식사를 어느 정도 했습니까?
全部食べました。	전부 먹었습니다.
だいたい食べました。	대부분 먹었습니다.
4分3くらい食べました。	3/4 정도 먹었습니다.
半分くらいです。	반 정도 먹었습니다.
3割くらいです。	30% 정도 먹었습니다.
食べられませんでした。	먹을 수 없었습니다.

음식관련 용어

おなかが空く。	배가 고프다.
おなかが空いた。	배고파!
おなかが空いているの。	배고프니?
おなかが空きませんか。	배고프지 않습니까?
もう少しいかがですか。	조금 더 어떻습니까?
おなかがいっぱい。	배가 부르다.
もうおなかいっぱい。	이제 배가 부르다.

腹 : 신체의 일부인 배를 말하며 이 표현은 거친 표현이므로 여성은 사용하지 않는 편이 좋다. 여성은 주로 「おなか」라고 하며 남성들도 부드러운 느낌을 주기 위해 요즘은 「おなか」라는 용어를 사용한다.

食堂に入る。　식당에 들어가다.

食欲がある。　식욕이 있다.

食欲がない。　식욕이 없다.

食欲がなくなる。　식욕이 없어지다.

口に合う。　(음식 등이) 입에 맞다.

口に合わない。　입에 맞지 않다.

味を見る。　(음식 등의) 맛을 보다.

味を生かす。　맛을 살리다.

料理を作る。　요리를 만들다.

料理を楽しむ。　요리를 즐기다.

料理を味わう。　요리를 맛보다. 음미하다.

お酒を味わう。　술을 맛보다. 음미하다.

料理をたのむ。　요리를 시키다. 주문하다.

料理を注文する。　요리를 주문하다.

何をたのんだの?　무엇을 시켰니?

何をたのみましたか?　무엇을 시켰습니까?

もうたのんだ?　벌써 시켰니?

もうたのみました。　벌써 시켰습니다.

何にしたの。　무엇으로 했니?

何にしますか。	뭘 드시겠습니까?
何にした方(ほう)がいいかな。	뭐로 시키면 좋을까!
出前(でまえ)をたのむ。	배달을 부탁하다.
肉(にく)が固(かた)い	고기가 질기다.
肉(にく)が柔(やわ)らかい	고기가 부드럽다.
食(た)べる	먹다.
めしあがる	잡수시다.
飲(の)む	미시다.
食事(しょくじ)	식사
朝御飯(あさごはん)・朝食(ちょうしょく)	아침식사
昼御飯(ひるごはん)・昼食(ちゅうしょく)	점심식사
夕御飯(ゆうごはん)・夕食(ゆうしょく)	저녁식사
おやつ・間食(かんしょく)	간식
夜食(やしょく)	야식
料理(りょうり)	요리
お数(かず)	반찬
汁(しる)	국
スープ	스프

薬味(やくみ)	양념
ナムル	나물
キムチ	김치
デザート	디저트
ご飯(はん)を作(つく)る	밥을 하다
グルメ	식도락가(gourmet)
寿司(すし)は食べられますか。	초밥을 먹을 수 있습니까?
メニューをもらう	메뉴를 받다.
メニューを持ってくる	메뉴를 가지고 오다.
メニューを見る	메뉴를 보다.
メニューを見せる	메뉴를 보여 주다.
メニューを見せてもらえますか?	메뉴를 보여 주시겠습니까?
メニューをお願いします	메뉴를 부탁합니다.
味(あじ)の素(もと)を入れる	조미료를 넣다.
薬味(やくみ)を入れる	양념을 넣다.

実用会話

A：藤田さん、今日はいかがですか。よく眠れましたか。

B：まあまあです。

A：今朝、体温を測りましたか。何度だったか覚えていますか。

B：はい、38度でした。

A：これから脈拍を測ります。手が暖かいですね。

B：はい。

A：これから血圧を測ります。

B：朝はいつも低いんですよ。

A：昨日は食事をどのくらい食べましたか。

B：4分3くらいだと思います。

A：トイレまで歩けたら、尿の菅を抜きます。

尿の菅を抜きますか。

B：いいえ、まだです。

A：ホッチキスを取ります。消毒は冷たいです。

　我慢(がまん)してください。

B：傷跡(きずあと)は残(のこ)りますか。

A：あまりありません、けど最初(さいしょ)はかさぶたがあります

　おならは出(で)ましたか。

B：はい、ありました。

A：今夜(こんやこんや)、食事(しょくじ)はありませんが、腸(ちょう)が動(うご)くようになったらおもゆが出(で)ます。

B：いつベッドから起(お)き上(あ)がって、普通(ふつう)の食事(しょくじ)になるんですか。

A：あさってからです。

医療事情

手術の器具

手術器具は診療科により、施設により、さらには術者により多彩を極め、その呼び名も様々である。

メス：手術といえばメスというくらい認知度が高い器具だが、実際には皮膚を切開する際に用いる程度である(手術のほとんどは電気メスを用いる)。大小様々な形状のメスがあり、術者の好みにより使い分けられる。先のとがったメスを尖刃刀と呼び、刃の丸いメスを円刃刀と呼ぶ。

電気メス：高周波電流により組織を焼き切る機器。止血と切開が同時にできるので最も頻繁に使われる機器である。そのほか、刃先の微振動で切る超音波メスや、医療用レーザで焼き切るレーザメスなどがある。

剪刀(せんとう)：はさみのこと。刃先の曲がった曲剪刀が好んで使われる。切るだけでなく、組織をはがしていく剥離操作にも活躍する。

鑷子(せっし)：ピンセットのこと。把持する組織に合わせて様々な形状の鑷子があり、呼称も様々である

鉗子(かんし)：組織を把持する器具。はさみのような外見で、手元にストッパーがついており挟んだままにできる。挟む、牽引する、つぶす、開く、すくう、遮断する、など様々な用途に用いられる。

針：糸をつけて縫合に用いる。通常は彎曲のついた曲針が用いられる。縫う組織によって大きさ、太さ、彎曲具合、断面の形状が異なる。一般に腸管等の組織結合には丸針、皮膚縫合には角針を用いる。裁縫の縫い針のように糸を通して使うものや、針のうしろに糸が付いている針付き縫合糸がある。

持針器(じしんき)：針を持つ器具。組織を縫い合わせる時に用いる。

鈎(こう)：先がカギ状に曲がっている器具。組織を引っかけて牽引するのに用いられる。

開創器(かいそうき)：手術創を広げておく器械。

13

입원환자(入院患者)

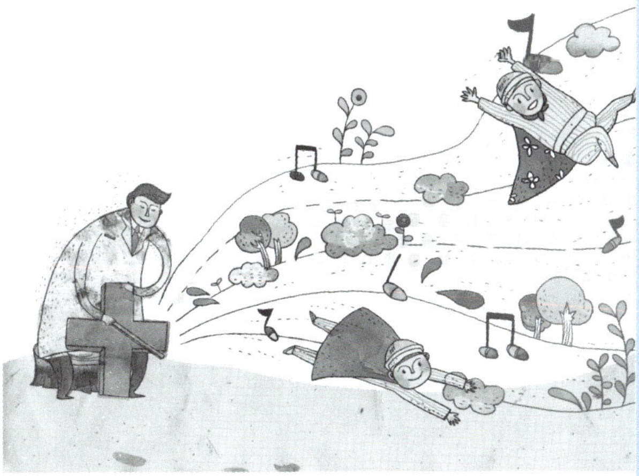

입원진료는 환자가 의사의 소견 및 상황에 따라 병원 내 소정의 절차를 거쳐 24시간 요양기관에 계속 수용되어 진료를 받는 것을 말한다. 입원환자는 내원동기나 진료형태에 따라 응급입원 및 외래입원으로 나누어지며, 진료의사의 판단에 따라 입원치료가 필요한 환자에게 입원결정서가 발급되고, 입원수속 창구에서 자격확인과 진료비 지불보증, 선택진료 여부를 확인한 후에 환자질환, 성별, 진료과, 전염섬 여부에 따라 병실을 배정, 입원수속이 진행된다.

基本会話

1. これで少し楽になりましたか。

   이제 조금 편안해졌습니까?

2. カーテンを開けてあげましょうか。

   커튼을 열어드릴까요?

3. 個室が空いたら、そちらのほうに移りますか。

   독실이 비면 그쪽으로 옮기겠습니까?

4. 面会時間は午後 2 時から4時までです。

   면회시간은 오후 2시부터 4시까지입니다.

5. もう少しでドクターが診てくれますよ。

   잠시 후에 의사 선생님이 봐주실 거에요.

関聯語彙

～をしてあげましょうか。
～을 해드릴까요?

これから～します。
지금부터 ～하겠습니다.

～が必要です。
～이 필요합니다.

カーテンを開けてあげましょうか。
커튼을 열어드릴까요?

カーテンを閉めましょうか。
커튼을 닫을까요?

入れ歯を洗ってあげましょうか。
틀니를 씻어드릴까요?

ベッドの頭を下げましょうか。
침대 앞부분을 내려드릴까요?

背中を拭きましょうか。
등을 닦아드릴까요?

体を拭いてあげましょうか。
몸을 닦아드릴까요?

歯磨きを手伝いしましょうか。

양치질을 도와드릴까요?

枕をもう少し高くしてあげましょうか。

베개를 조금 높여드릴까요?

もう一枚毛布を持ってきてあげましょうか。

모포 한 장 더 갖다드릴까요?

背もたれを高くしてあげましょうか。

등받이를 높여드릴까요?

膝のところを高くしてあげましょうか。

무릎 부분을 높여드릴까요?

これからシーツを交換します。

지금부터 시트를 교환하겠습니다.

歯磨きを手伝いしましょうか。

양치질을 도와드릴까요?

歯磨きはもう済みましたか。

양치질은 이미 끝났습니까?

きれいなパジャマを持ってきましたよ。

깨끗한 잠옷을 가지고 왔습니다.

食餌制限がありますか。

먹지 못하는 음식이 있습니까?

肉や魚は食べません。

고기랑 생선은 먹지 않습니다.

糖尿病(とうにょうびょう)を患(わずら)っています。

당뇨병을 앓고 있습니다.

乳製品(にゅうせいひん)にアレルギーがあります。

유제품에 알레르기가 있습니다.

チーズが食(た)べられません。

치즈를 먹을 수 없습니다.

宗教上(しゅうきょうじょう)、何(なん)らかの制約(せいやく)・制限(せいげん)がありますか。

종교상 무슨 제약이나 제한이 있습니까?

豚肉(ぶたにく)が禁(きん)じられています。

돼지고기가 금지되어 있습니다.

適法食品(てきほうしょくひん)しか食(た)べられません。

적법 식품밖에 먹을 수 없습니다.

実用会話

A：個室のほうがいいですか、大部屋のほうがいいですか。

B：個室のほうがいいです。

個室が空いたら、そちらのほうに移ります。

A：一日五千円の追加料金で、個室に移ることができます。

B：はい、そうします。

A：食餌制限がありますか。

B：菜食主義者です。肉は食べません。

牛肉と豚肉が禁じられています。

そして乳製品にアレルギーがあります。

チーズが食べられません。

A：宗教上、何らかの制約・制限がありますか。

B：出血が禁じられています。

A：ご家族は今日来られますか。

B：午後3時に来ます。

A：面会時間は午後２時から4時までです。

B：はい、わかっています。

A：体を拭いてあげましょうか。

B：いいです。自分でできます。

A：では、体を拭くためのタオルを置いておきます。

A：ご趣味は何ですか。

B：前はテニスです。今はドライブです。

一人寂しく暴走します。誰かお供を探してます。

A：お酒は好きですか？

B：嫌いではないです。

A：好きな音楽はありますか

B：小学校の頃からX一Japanが好きです。

医療事情

入院案内

この入院案内は、入院患者のみなさまに安心して当院をご利用いただくために必要な事柄が書かれています。ぜひ入院前にお読みくださるようお願いいたします。

ご入院が決まったら…

入院手続きについて

(1) 入院を予約された方で、入院日の連絡を受けたときは、指定された時間まで来院して下さい。

(2) 入院当日の手続きは、00番窓口にて行います。
次の書類を提出して下さい。
- 入院申込書
- 身元引受書兼診療費等支払い保証書
(身元引受人は、患者さんの身元に関する一切の事項を引き受けていただく方です)
- 保険証
- 診察券

- 老人医療や公費負担医療等の受給者証
- 食事療養費の標準負担額減額の認定を受けておられる方はその認定証

なお、入院中に保険証、老人医療や公費負担医療等に変更や更新がありましたら遅滞なく00番窓口にご提出下さい。

提出のない場合、保険扱いができなくなる場合があります。(全額自己負担となります)

また、改姓や住所、身元引受人、電話番号等に変更を生じた場合には、看護師に申し出るとともに00番窓口にも届け出て下さい。

(3) 生活保護等を利用される方は、医療券等を提出して下さい。

(4) 医療費助成制度(障害者医療、母子家庭医療、乳児医療等)を利用される方は、事前に00番窓口まで申し出て下さい。

(5) 他の疾病のため、現在も他院で治療を受けておられる方は、紹介状及び薬をご持参下さい

入院中の持ち物について

(1) 持ち物はできるだけ少なくし、概ね次ぎのようなものをお持ち下さい。ただし、寝具類(布団、毛布、敷布、枕等)は、消毒した清潔なものを準備してありますので、必要ありません。なお、日用品等については院内売店でも準備してありますので、必ずしも持参いただかなくても入院後に購入出来ます。

- 衣類その他…寝衣、下着類、スリッパ(上履き)、ほか
- 食事の時に使うもの…箸、スプーン、湯呑み、ほか
- その他日用品…洗面用具、洗面器、櫛(くし)、ひげ剃り、タオル、バスタオル、ティッシュペーパー、ほか

(2) 持ち物には、氏名をつけるようにして下さい。

(3) 入院中は、貴重品、特に多額の現金は手元に置かないようにして下さい。やむをえず現金貴重品を病室内に持ち込む場合は床頭台に設置してあるセーフティボックスをご利用になり必ず施錠して下さい。また、身の回り品の保管には、各自で十分にご注意下さい。万一、紛失された場合、病院が責任を負うことはできません。

(4) 電気洗濯機(有料)を設置しておりますので、下着類等の洗濯にご利用いただけます。

ご入院されてから…

入院中の過ごし方について

(1) 消灯時間は午後９時とさせていただいておりますのでご協力をお願いいたします。また、電話の取り次ぎも緊急時もを除き午後９時までとさせていただいております。

(2) 病棟からの外に出るときや、他の病棟を訪問するときは、看護師に申し出て下さい。

(3) 病棟内での電気器具の使用は原則として禁止させていただきます。

(4) カード式テレビを準備しております。ご覧になりたい方は売店又は病棟に設置してある券売機にてカードをお求め下さい。

(5) 携帯電話は医療機器に影響を与えることがありますので、所定の場所でのご使用はご遠慮下さい。

(6) 院内駐車場の収容台数には限りがありますので、入院中の患者さんの駐車はご遠慮下さい。

(7) 他人に迷惑のかかる言動や大声での会話はご遠慮下さい。

(8) 郵便を出す場合には、病棟名を記入されますようお願いいたします。

入院中の食事について

(1) 朝食は午前7時20分、昼食は午後12時、夕食は午後6時頃にお出しいたします。
(病棟により若干前後しますので、ご了承願います)
(2) 入院中の食事は、病状に応じたものをお出しいたします。飲食物の持ち込みや自炊は、治療に支障をきたす場合や食中毒の原因となる場合がありますので、ご遠慮下さい。
(3) 食事についてご相談がある方は、主治医または看護士に申し出て下さい。栄養士による栄養相談も行っています。

治療等について

(1) 入院中は、医師や看護師の指示をお守り下さい。
(2) 主治医が指示していない薬の服用はしないで下さい。なお、他の病院等から持参した薬については、主治医の許可を得てから服用して下さい。
(3) 飲酒は禁止されています。「たばこ」については主治医の許可を受け、所定の場所で喫煙をして下さい。
(4) 外出、外泊は原則として認めておりません。ただし、やむを得ない事情のある場合には　看護師に申し出て下さい。主治医の判断により許可される場合があります。
(この場合「許可願」を提出して下さい)
(5) その他、治療に関して疑問や不安がありましたら、主治医または看護師までお気軽にご相談下さい。

面会について

(1) 面会の方は、病棟の看護師に申し出て下さい。また、面会簿が備え付けられている病棟の場合は、面会簿への記入にもご協力下さい。
(2) 面会時間は、原則としてはございませんが、他の入院患者様のご迷惑とならないよう、長時間又は大勢での面会はご遠慮願います。
(3) 面会者の院内宿泊はご遠慮下さい。
(4) 流行性疾患(感冒、はしか等)にかかっている恐れのある方は面会をご遠慮下さい。なお、患者さんに影響を与えると判断した場合には、面会をお断りする場合もありますのでご了承願います。
(5) 病室は禁煙とさせていただいておりますので、喫煙は所定の場所でお願いいたします。
(6) 泥酔状態の方の面会は、他の患者さんの迷惑となりますので、ご遠慮願います。

付き添いについて

(1) 当院は新看護の施設規準を取得しており、患者さんの看護は病棟の看護師が責任をもって行いますので、付き添いの必要はありません。
(2) 病状等によって付き添いを希望される方は看護師にご相談下さい。主治医の判断により許可される場合　があります。(この場合「付添許可願」を提出して下さい)
(3) 職業付添は固くお断りいたします。

医療上の相談について

次のようなことで、心配なことや困った問題がありましたら、看護師にご相談下さい。医療相談室と連絡をとりご案内いたします。

(1) 医療費等の経済問題で入院することが困難であったり、あるいは入院を続けることが難しくなったとき
(2) 家庭の都合で治療ができないとか、家族が疾病に対して理解がなく困っているとき
(3) 社会復帰に関すること
(4) その他いろいろな事情や不安等で安心して療養できないとき

もし、入院中に災害が発生したら

当院は患者様に安心して入院期間中を過ごせるよう災害の防止には万全を期しております。災害の発生防止、また万一が発生した場合のため次の点にご注意下さい。

(1) 絶対に火災を起こさないよう日頃から火気の取扱には十分にご注意下さい。
(2) 非常口は各病棟にありますが、入院時に確認するようにして下さい。
(3) 火災、その他の災害が発生した場合は、職員の指示に従って落ち着いて避難等をするようにして下さい。

入院中の生活について、心配なことや不安なことがありましたら、医師または看護師にお気軽にご相談下さい。

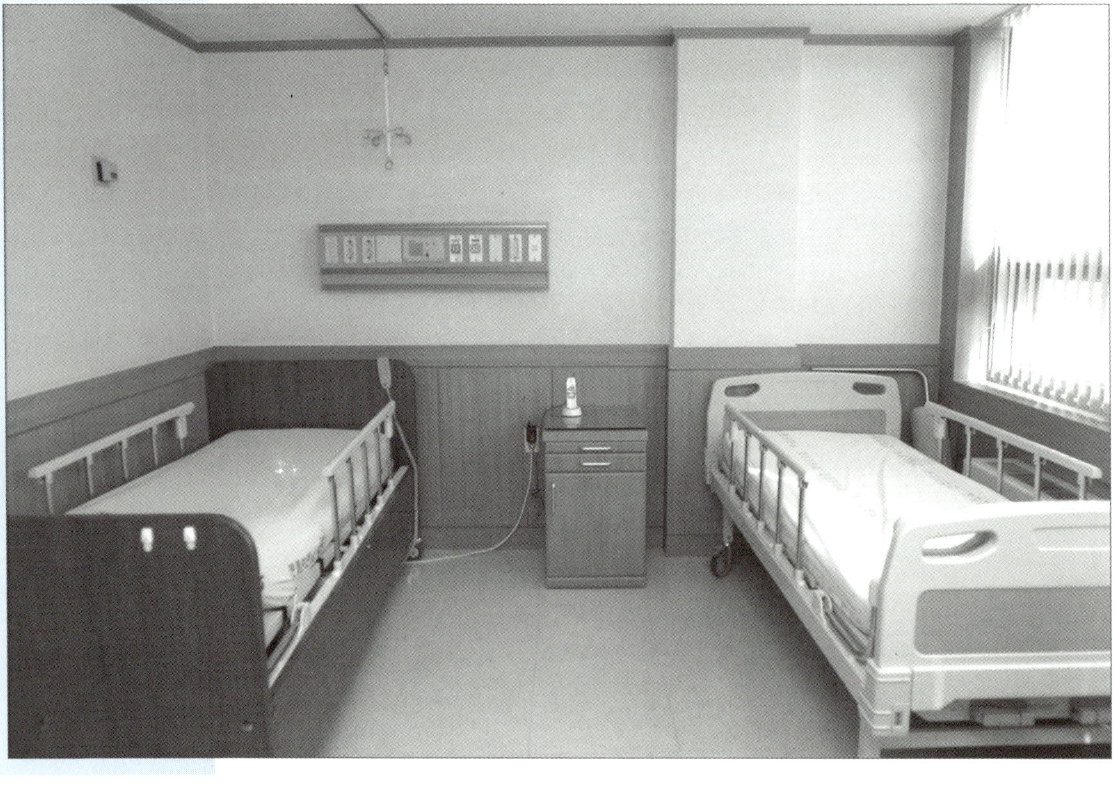

14

약국(藥局)

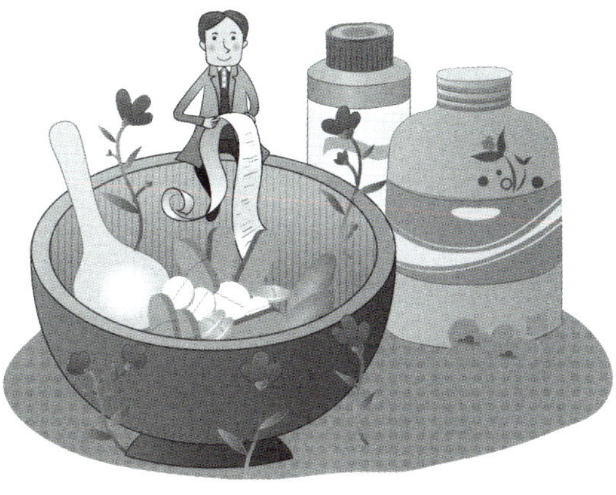

약국은 약사 업무의 전문성과 윤리성을 확보하기 위하여 보건복지가족부령이 정하는 바에 의하여 약학을 전공하는 대학을 졸업한 자로서 약학사의 학위를 교육과학기술부에 등록하고 약사국가시험에 합격한 자로 보건복지가족부장관의 면허를 받은 약사가 개설하여 의약품의 조제 및 판매 등을 행하는 장소를 말한다.

基本会話

1. この処方薬(しょほうやく)をお願(ねが)いします。

이 처방약을 주십시오.

2. かゆい時(とき)にこの軟膏(なんこう)を使(つか)ってください。

가려울 때 이 연고를 사용하세요.

3. 食後(しょくご)に飲(の)んでください。

식후에 먹으세요.

4. この薬(くすり)は抗生物質(こうせいぶっしつ)を含(ふく)んでいます。

이 약은 항생물질을 포함하고 있습니다.

5. この錠剤(じょうざい)は一日(いちにち)に何回(なんかい)飲(の)めばいいのですか。

이 알약은 하루에 몇 번 먹으면 됩니까?

関聯語彙

약의 종류

錠剤(じょうざい) 정제, 알약	粉薬(こなぐすり) 가루약	水薬(みずぐすり) 물약
塗り薬(ぬりくすり) 바르는 약	シロップ(syrup) 시럽	カプセル(capsule) 캡슐
粒状の薬(つぶじょうのくすり) 알갱이 약	軟膏(なんこう)・クリーム 연고	パウダー(powder) 파우더
スプレー(spray) 스프레이	座薬(ざやく) 좌약	うがい薬(くすり) 입안을 물로 가셔내는 약
眼薬(めぐすり) 안약	シップ 습포, 찜질	点鼻薬(てんびやく) 점비약
抗生剤(こうせいざい) 항생제	消毒剤(しょうどくざい) 소독제	解熱剤(げねつざい) 해열제
鎮痛剤(ちんつうざい) 진통제	風邪薬(かぜぐすり) 감기약	下剤(げざい) 설사하게 하는 약
下痢止め(げりどめ) 설사를 멈추게 하는 약	睡眠剤(すいみんざい) 수면제	

この薬はいつ飲めばいいですか。

이 약은 언제 먹으면 됩니까?

この薬はどのように飲めばいいですか。

이 약은 어떻게 먹으면 됩니까?

このカプセル1個を毎朝食前に飲んでください。

이 캡슐 한 개를 매일 아침식사 전에 드십시오.

この眼薬を2、3滴、1日4回さしてください。

이 안약을 2, 3방울 하루에 4회 넣으세요.

このシロップを小匙一杯、1日2回飲んでください。

이 시럽을 작은 숟가락 가득 하루에 두 번 먹으세요.

この鎮痛剤を2錠、頭痛がするときに飲んでください。

이 진통제를 2알 두통이 날 때 먹으세요.

大きい錠剤は飲みにくいです。

큰 알약은 먹기 어렵습니다.

このスプレーを痛いときに使ってください。

이 스프레이를 아플 때 사용하세요.

食後に飲んだ方がいいですか。

식후에 먹는 편이 좋습니까?

空腹時に飲んでもかまいませんか。

공복 시 먹어도 상관없습니까?

寝る前に飲んでもかまいませんか。

자기 전에 먹어도 상관없습니까?

実用会話

A：薬局はどこですか。

B：まっすぐ進んで廊下の突き当たりを右に曲がってください。

それから、もう一度右に曲がって、待合室を通り抜けてください。会計は左手、薬局は右手です。

A：この処方薬をお願いします。

B：当店で処方薬を購入されるのは初めてですか。

A：はい。

B：それでは、お名前と電話番号を教えてください。

A：木村一郎、電話番号は1234－5678です。

B：20分ぐらいかかりますが、

お待ちになりますか、それとも後で取りにいらっしゃいますか。

A：それでは買い物をして1時間後にもどってきます。

A：処方薬を取りにきたのですが。

B：お名前は何ですか。

A：木村です。

B：はい、できています。

これが、抗生物質で1日3回、3日分、全部飲みきってください。こちらは痛みどめです。

A：この痛みどめには1日3回と書いてありますが、

定期的に服用しなくてはいけないのでしょうか。

B：いいえ、必要な時だけ服用してください。

痛みが続く時には、1日3回まで飲んでかまいません。

A：はい。

B：それでは、こちらにサインしてください。

A：田村さん、薬の調剤ができましたよ。

これは風邪薬です。シロップが入っています。

B：いつ飲めばいいですか。

A：4時間ごとに一目盛り分飲んでください。

B：線までね。わかりました。それから、これは?

A：これも風邪薬です。

白い錠剤を1日3回、食後に飲んでください。

B：大きい錠剤は飲み込みづらいんです。

くだいてもいいですか。

A：はい、コップにいっぱいの水と飲んでください。

わかりますか。

B：ええ。食後に水と飲むんですね。

どのくらい続けて飲めばいいですか。

A：三日間です。

B：三日間ですね。わかりました。

医療事情

そもそも、薬ってなんですか？

体に対して何らかの作用(良い作用も悪い作用もあります)を持つ物質のうち、「病気や症状の改善に役立ち、それに比べて害になる作用が少ない」ものを「薬」と呼びます。逆にいえば、役に立つ作用があっても、それより害になる作用が大きすぎるものは「薬」としては利用できません。
また「薬」として使われているものも、使い方次第で体のために役に立つこともあれば、害を及ぼす場合もあります。薬を上手に使うには、役に立つ作用を有効に引き出し、害になる作用は極力抑えるような工夫が必要になります。

処方薬(しょほうやく)

病院で処方される薬を処方薬と言います。処方薬には、片頭痛専門の治療薬、痛みに対処するための鎮痛薬、頭痛を起こりにくくするための予防薬があります。錠剤だけではなく、注射剤や点鼻薬など、吐き気で薬が飲めないときにも使える薬があります。

薬の形による特徴や利点

薬には水剤、粉薬、顆粒、錠剤、カプセル、点鼻薬などいろいろな形態があります。注射薬は即効的で、何よりも吐き気や嘔吐で服薬できない場合にも有効なのが最大のメリットです。しかし病医院に行かないと、注射を受けられません。その点、錠剤は携帯でき、いつでもどこでも服用できる点が便利です。坐薬は吐き気があって薬を受けつけない場合でも投与できますが、慣れない人には抵抗があるようです。点鼻薬は注射薬と錠剤の中間のメリットがあります。携帯でき、いつでも使えますし、吐き気があっても使用できます。効果の現れ方も迅速です(注射薬と錠剤の中間)。チュアブル錠は錠剤のうちの一つですが、水なしで飲めるのが特徴です。頭痛はいつ襲ってくるかわかりません。薬を使いたいときに水がないと困ります。その点、点鼻薬やチュアブル錠は外出や会議の最中でも服用できるので便利です。

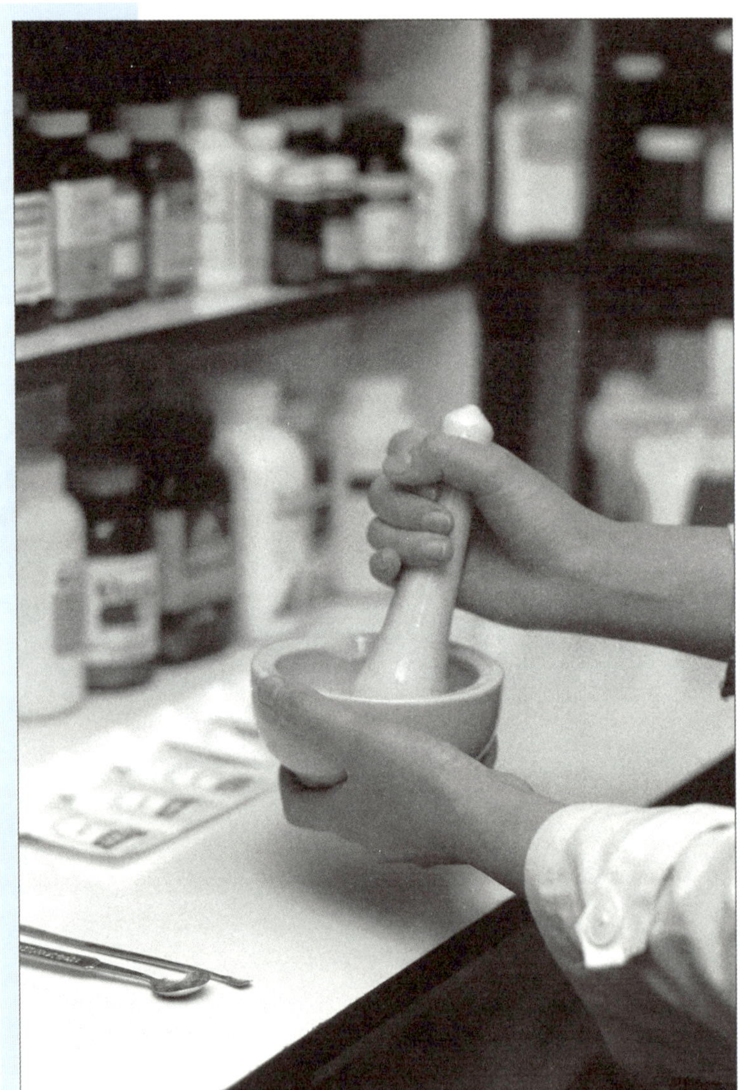

15

퇴원(退院)

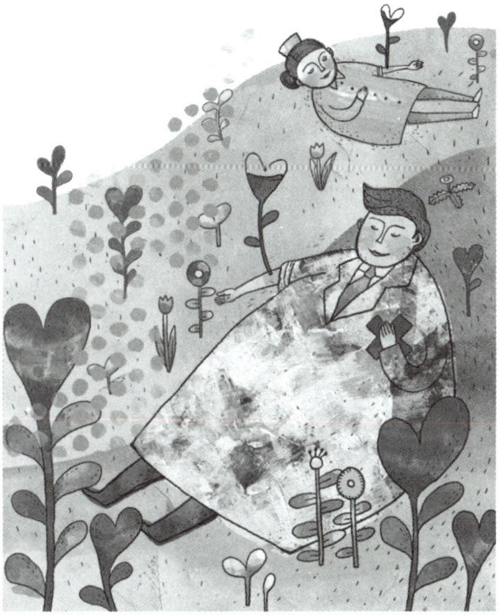

입원환자의 퇴원은 사전 담당의사의 의학적 판단 및 환자 진료상태의 결과에 따라 결정이 이루어지며, 담당의사의 퇴원결정 후 병명이나 진료기록부를 정리하고 퇴원에 따른 투약 등 처방과 퇴원 후의 주의사항, 완료 후의 진료비 계산, 진료비의 수납절차를 거쳐서 퇴원 처리된다. 퇴원 전 심사 시 입원진료 중 발행된 처방전과 계산된 진료가 맞는지를 진료기록부와 꼼꼼하게 확인·대조하는 과정이 필요하다.

基本会話

1. 白(しろ)いご飯(はん)よりも、玄米(げんまい)を食(た)べたほうがいいですよ。

   흰 밥보다도 현미를 먹는 편이 좋습니다.

2. 炭水化物(たんすいかぶつ)の多(おお)い食事(しょくじ)を控(ひか)えてください。

   탄수화물이 많은 음식을 삼가 주세요.

3. 血糖値(けっとうち)を測(はか)る必要(ひつよう)があります。

   혈당치를 잴 필요가 있습니다.

4. 脂(あぶら)っこいものは食(た)べないほうがいいですよ。

   기름기가 많은 음식은 먹지 않는 편이 좋겠지요.

5. しょっぱいものを食(た)べると、血圧(けつあつ)が上(あ)がりますよ。

   짠 것을 먹으면 혈압이 올라갑니다.

関聯語彙

血圧を測る必要がありますか。
혈압을 체크할 필요가 있습니까?

血圧を毎日同じ時間に測って、一週間記録してください。
혈압을 매일 같은 시간에 체크하고 일주일간 기록해 주세요.

砂糖入りコーヒーを飲むと、血糖値が上がりますよ。
설탕이 든 커피를 마시면 혈당치가 올라갑니다.

塩を控えたほうがいいですよ。
소금을 삼가하는 편이 좋겠지요.

血液サンプルをとるために、このボタンを押してください。
혈액 샘플을 얻기 위해 이 버튼을 눌러 주세요.

紙片を血糖測定器に差し込んでください。
검사지를 혈당측정기에 꽂아 주세요.

ドーナッツやクッキーを食べると、血糖値が上がりますよ。
도너츠나 쿠키를 먹으면 혈당치가 올라갑니다.

高血圧症は肥満によって悪化することが多いんです。
고혈압증은 비만에 의해 악화하는 경우가 많습니다.

運動が効果的ですよ。
운동이 효과적이에요.

ウォーキングはどうです?

워킹은 어떻습니까?

一週間に3、4回30分くらい歩くといいですよ。

1주일에 3, 4회 30분 정도 걸으면 좋겠지요.

ありがとう。やってみます。

감사합니다. 해 보겠습니다.

病院の近くに国際電話はありますか。

병원 가까이에 국제전화는 있습니까?

健康保健に入っていますか。

건강보험에 들어 있습니까?

実用会話

A：健康保健に入っていますか。

B：いいえ、韓国で使えるものはありません。

A：今日、医療費を全額払えますか。

B：いや、無理ですね。

A：分割払いを希望しますか。

B：はい、できれば。

A：これから3か月間、一月100万ウォンの分割で払えますか。

B：はい、それなら可能です。

A：わかりました。

　では、この病院のソーシャルワーカーに紹介します。

B：ええ？　なぜですか。

A：退院された後のための手伝いもします。

　そして医療費の支払い方法も説明します。

B：ありがとうございます。

A：明日、退院します。

B：ここでのカルテのすべてのコピーが欲しいんです。

A：手配してもらえますか。

B：わかりました。担当医をお呼びします。

A：すみません。

この病院の中に国際電話ボックスはありますか。

B：病院の中にはありません。この病院の近くにあります。

A：行き方を教えてください。

B：病院を出で、右に行ってください。

200メーターほど先の左側にあります。

A：両替したいんです。近くに銀行はありますか。

B：一階の売店の側にATMがありますよ。

銀行なら、600番のバスで街まで行ったほうがいいでしょう。

駅の近くに銀行があります。この漢字を探してください。

A：ありがとう。すごく助かります。

医療事情

病院費について

(1) 病院費は、毎月末に締め切り、翌月上旬に請求いたしますので、20日以内に受付の3番窓口でお支払い下さい。午前中の窓口は混雑しますので、午後1時から午後5時までの時間帯をご利用下さい。
なお、やむを得ないご事情により窓口でのお支払いができない場合は指定する銀行や郵便局でのお支払いも可能です。(振込用紙は3番窓口にご用意しております。ただし、振込手数料は患者様のご負担となります。)
また、各種クレジットカード、デビットカードのご利用も可能となっております。カードをご利用になる場合 は精算時に窓口職員にお申し出下さい。

(2) 退院の際は、計算ができたことを看護師に確認の上、3番窓口にてお支払いいただきます。
なお、土・日曜・祝日等に退院される方は、直前の平日にお支払いいただくことになります。

(3) 病院費についてお尋ねの方は、3番窓口にお申し出下さい。

(4) 当院では各種公費負担医療を取り扱っておりますので、受給を希望される方は、医師・看護師にご相談下さい。医療相談室と連絡をとります。

(5) 入院中に当院の歯科を受診された場合、その費用は外来扱いとなりますので、その都度、2番窓口で計算のうえ、3番窓口にてお支払い下さい。

(6) 同一月の自己負担が一定額を超えた場合、保険組合等に請求することにより、超えた分が返還される「高額療養費制度」や、支払いが困難な場合に保険組合等から貸付けを受けられる「高額医療療養費貸付制度」がありますので、利用を希望される方は、直接保険組合等にご相談下さい。

退院手続きについて

(1) 退院が決まりますと主治医又は看護師からの説明があります。退院後の外来受診等の不明な点は看護師までご相談下さい。

(2) 入院費は退院の当日に3番窓口にてご精算をして下さい。前もって概算をお知りになりたい方は看護師までご相談下さい。

診断書・証明書の発行について

(1) 診断書・証明書が必要な方は病棟の看護師に申し出て下さい。書類を作成次第ご連絡いたしますので3番窓口にて料金と引き換えにお受け取り下さい。

(2) 退院時に、診断書・証明書が必要になった場合には1番窓口に申し出て下さい。書類を作成次第ご連絡いたしますので3番窓口にて料金と引き換えにお受け取り下さい。なお依頼当日の発行はできない場合がありますので、あらかじめご了承下さい。

(3)「生命保険用診断書」などは、様式が指定されているものがありますので、診断書等の提出先にご確認下さい。

16

출입국(出入国)

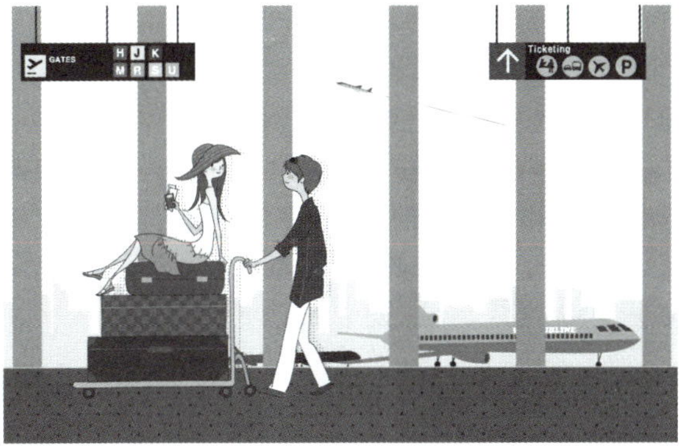

비자(사증)는 여행을 하고자 하는 나라로부터 입국허가를 받았다는 공문서로서 일반적으로 상대국 대사관에서 받게 된다. 입국목적에 따라 입국사증, 통과사증, 관광사증, 상용사증, 유학사증이 있으며, 사용횟수에 따라 단수사증, 복수사증이 있고, 일반적으로 사증번호, 발급국가의 문장표시, 사증의 종류, 사증의 유효기간, 단수 또는 복수, 사증 발급대상자의 성명, 수수료 등을 기재한다.

基本会話

1. 私(わたし)の席(せき)はどこですか。

   내 자리는 어디입니까?

2. ただいまから機内販売(きないはんばい)を致(いた)します。

   지금부터 기내판매를 하겠습니다.

3. パスポートを拝見(はいけん)します。

   여권을 보여 주세요.

4. 旅行の目的は何ですか。

   여행 목적은 무엇입니까?

5. どのくらい滞在(たいざい)しますか。

   어느 정도 체재하십니까?

関聯語彙

기내 용어

座席番号(ざせきばんごう) 좌석번호	空港券(くうこうけん) 항공권	搭乗券(とうじょうけん) 탑승권
手荷物(てにもつ) 수화물	非常口(ひじょうぐち) 비상구	酸素(さんそ)マスク 산소마스크
救命胴衣(きゅうめいどうい) 구명동의	スチュワーデス 스튜어디스	時差(じさ) 시차
イヤホーン 이어폰	呼(よ)び出(だ)しボタン 호출버튼	窓側(まどがわ) 창쪽
通路側(つうろがわ) 통로쪽	着陸(ちゃくりく) 착륙	離陸(りりく) 이륙
紙(かみ)コップ 종이컵	紙(かみ)タオル 종이 타올	禁煙席(きんえんせき) 금연석
喫煙席(きつえんせき) 흡연석	トイレットペーパー 화장지	毛布(もうふ) 모포
枕(まくら) 베개		

기내판매

化粧品(けしょうひん) 화장품	コニャック 코냑	ボールペン 볼펜
ブランデー 브랜디	ネクタイ 넥타이	ウイスキー 위스키
チョコレート 초콜릿	香水(こうすい) 향수	宝石(ほうせき) 보석

입국심사

入国審査(にゅうこくしんさ) 입국심사	入国(にゅうこく)カード 입국카드	入国目的(にゅうこくもくてき) 입국목적
滞在期間(たいざいきかん) 체류기간	連絡先(れんらくさき) 연락처	観光(かんこう) 관광
訪問(ほうもん) 방문	招待(しょうたい) 초대	研修(けんしゅう) 연수
留学(りゅうがく) 유학		

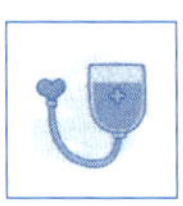

검역 → 입국심사 → 수하물 수취소 → 세관

検疫(けんえき) 入国審査(にゅうこくしんさ) 手荷物(てにもつ) 受取所(うけとりしょ) 税関(ぜいかん)

세 관

免税品(めんぜいひん) 면세품	免税店(めんぜいてん) 면세점	お土産(みやげ) 선물
貴金属(ききんぞく) 귀금속	海苔(のり) 김	キムチ 김치

이 동

出迎(でむか)え 마중	見送(みおく)り 배웅	リムジンバス 리무진버스
バス停留所(ていりゅうじょ) 버스정류소	タクシー乗(の)り場(ば) 택시 승강장	地下鉄(ちかてつ) 지하철
切符(きっぷ) 표	切符売(きっぷう)り場(ば) 표 파는 곳	改札口(かいさつぐち) 개찰구
駅(えき) 역		

実用会話

みなさま、釜山までの機内サービスについてご案内いたします。まもなく飲み物をお持ちいたします。そのあとお食事をお楽しみください。

A：お飲み物は何がよろしいですか。

B：どんな飲み物がありますか。

A：コーヒー、紅茶、ジュース、コーラ、ビール、カクテルなどがあります。

B：ジュースをお願いします。

A：お食事は牛肉と魚とどちらになさいますか。

B：牛肉にします。

B：日本の新聞がありますか。

A：朝日新聞はありますか。

B：釜山までには後どのくらいで着きますか。

A：約2時間ぐらいです。

A：ただいまから機内販売を致します。

B：洋酒(ようしゅ)を見せてください。これにします。

A：かしこまりました。

A：パスポートを拝見(はいけん)します。

B：はい、どうぞ。

A：入国(にゅうこく)の目的(もくてき)は何ですか。

B：観光(かんこう)です。

A：どのくらい滞在(たいざい)しますか。

B：十日間(とおかかん)滞在(たいざい)の予定(よてい)です。

A：どちらにお泊(とま)りですか。

B：国際ホテルに泊(と)まる予定(よてい)です。

B：手荷物(てにもつ)はどこで受(う)け取(と)れますか。

A：乗ってきた航空便(こうくうびん)は何ですか

B：KAL732便(びん)です。

A：あそこです。

B：私のスーツケースがまだ出(で)ません。

A：今調べていますのでしばらくお待ちください。

A：お荷物はこれが全部ですか。

B：はい、そうです。

A：パスポートと申告書を見せてください。

B：はい、これです。

A：何か申告するものはありませんか。

B：いいえ、ありません。

A：バッグを開けてください。これは何ですか。

B：おみやげです。

A：鐘路まで行くバスがありますか。

B：リムジンバスがあります。

A：リムジンバスの乗り場はどこですか。

B：あそこです。

A：切符はどこで買えますか。

B：あちらです。

A：大韓航空でございます。

B：すみませんが、飛行便(ひこうびん)の再確認(さいかくにん)をしたいのですが。

A：お名前(なまえ)と航空便(こうくうびん)の番号(ばんごう)をどうぞ。

B：徳川家康(とくがわいえやす)です。KAL731便、東京(とうきょう)行(ゆ)きです。

A：いつの出発(しゅっぱつ)ですか。

B：6月(がつ)8日(か)です。

A：確(たし)かに予約確認(よやくかくにん)いたしました。

A：いらっしゃいませ。

B：チェックインしたいんですが。

A：パスポートとチッケトを見せてください。

B：はい、どうぞ。

A：お預(あずか)りのお荷物(にもつ)はいくつですか。

B：二つです。

A：貴重品(きちょうひん)やこわれものはございませんか。

B：ありません。

観光事情

出入国審査

出入国管理(しゅつにゅうこくかんり)とは、人が異なる国家間を出入りする場合に、当該国がその出入国を管理・情報把握することを言う。物品の出入りについては、手荷物検査などが出入国検査に付随して行われるが、貿易など物品の出入りのみを目的とする場合は、「出入国」とは言わず「輸出入」と言うのが普通である。

パスポート

パスポートは、旅行者の国籍のある国の政府が発行する、出入国管理の際に提示を要求される国籍・身分証明書であり、出入国管理記録帳としての性格ももつ。ほぼ全ての国においてパスポートの所持は出入国の際に必須である。

査 証

査証は、渡航先の国に入国する際に必要となる証明書で、渡航前に渡航先の国の在外公館に申請して取得する。査証は通常、パスポートに押印または貼付される。

入国審査

入国する前に入国審査を行い、入国許可を認められた者が入国できる。国籍を有する者が外国から帰国する際にも入国審査を通過する必要がある。入国審査では入国目的や滞在期間などの試問が行われる。また税関審査や検疫を受ける。近年のアメリカや日本国では入国審査時に指紋採取による厳格な本人確認が行われ、過去の犯罪歴や要注意人物のデータベースと照合を行った上で、入国許可の可否を決定している。

出国審査

国を出国する際にも同様の審査が行われる場合がある。出国する人物の把握および確認のために、有効な旅券や各種様式の書類の提示が求められる。犯罪歴の有無や係争中の裁判の被告人、あるいはその他の理由などで出国の制限を受ける場合があり、それらの判断基準は国によって異なる。日本国の場合、出国する際には、日本人・外国人に関わらず出国審査を受ける必要がある。

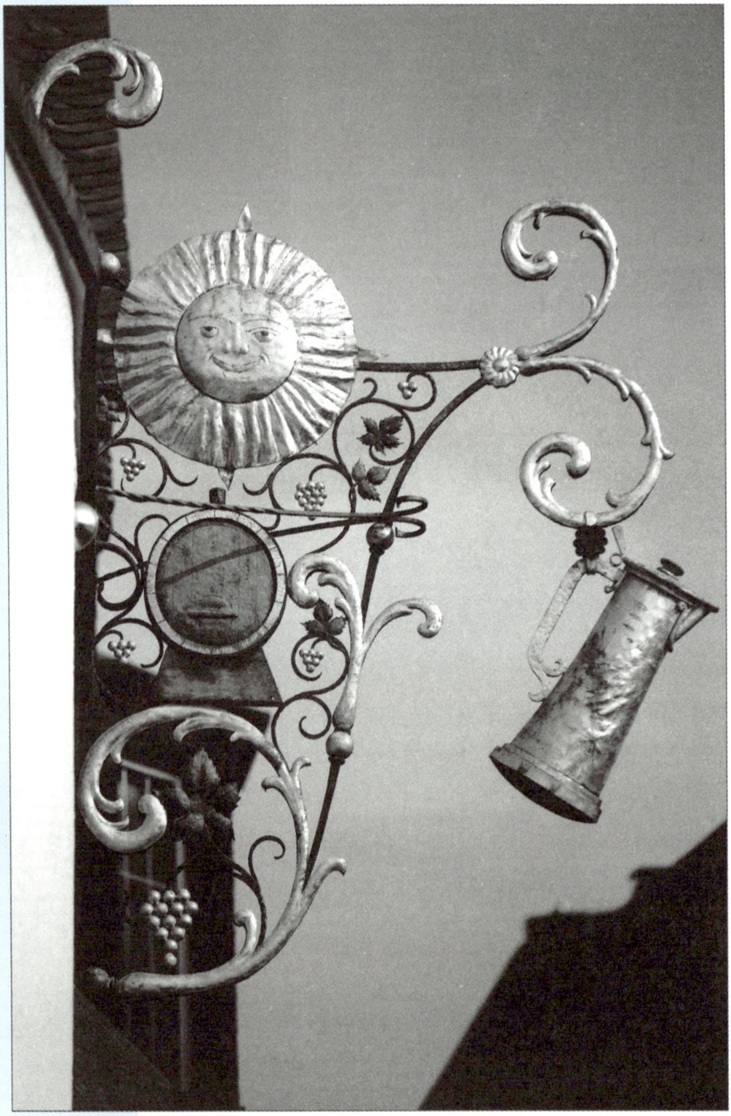

17

관광(観光)

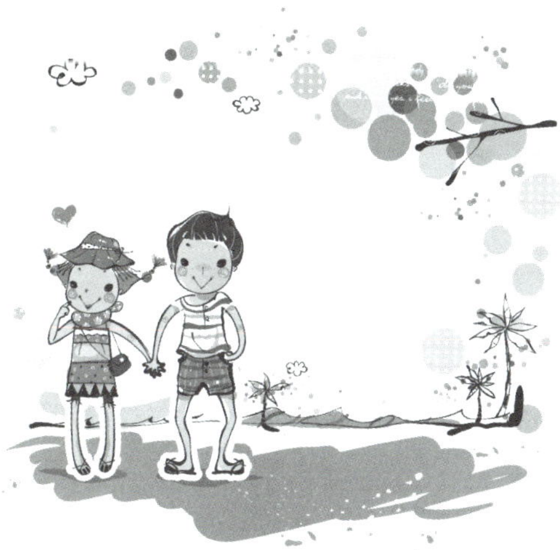

여행 / 관광업이란 여행객과 숙박시설 및 운송기관 등의 사이에서 여행객에 대해 예약, 수배, 알선 등을 제공하고, 일정액의 수수료를 획득하여 경영해 나가는 사업으로 관광진흥법 제3조 1항 1호에 의하며, "여행업이란 여행자 또는 운송시설, 숙박시설 기타 여행에 부수되는 시설의 경영자 등을 위하여 당해 시설이용의 알선이나 계약체결의 대리, 여행에 관한 안내 기타 여행의 편의 제공하는 업"이라고 정의하고 있다.

基本会話

1. すみませんが、市内(しない)の地図(ちず)をください。

   죄송합니다만, 시내 지도를 주십시오.

2. ここからパゴダ公園(こうえん)までは遠(とお)いですか。

   여기서 파고다 공원까지는 멉니까?

3. 中央病院(ちゅうおうびょういん)にはどうやって行けばいいですか。

   중앙병원으로는 어떻게 가면 됩니까?

4. アリランホテルへ行く道を教えてください。

   아리랑호텔로 가는 길을 가르쳐 주십시오.

5. 私がご案内します。私についていらっしゃい。

   제가 안내하겠습니다. 저를 따라 오십시오.

実用会話

A：すみませんが、ソウルの観光地図をください。

B：はい、どうぞ。

A：日本語のものはありますか。

B：はい、こちらです。

A：ここからコリアナホイルまで遠いですか。

B：あまり遠くありません。

A：タクシで何分ぐらいですか。

B：10分ぐらいです。

A：この地図で、どこになりますか。

B：ここです。

A：アリランホテルへ行く道を教えてください。

右に曲がって、3ブロック歩いてください。

歩いて5分ぐらいです。

A：市民会館はどこにありますか。

B：この道をまっすぐ行ってください。

A：何か目印はありますか。

A：ここで写真(しゃしん)をとってもいいですか。

B：はい、いいです。

A：では、シャッターを押(お)してくださいませんか。

B：はい、いいです。

A：あの建物(たてもの)を入れてください。

B：はい、チーズ。

A：後(あと)で写真(しゃしん)を送(おく)ります。住所(じゅうしょ)を教(おし)えてください。

観光事情

観光の意味の変遷

観光は明治時代からある単語ではあるが、きわめて限定的にしか用いられず、むしろ今日で言う外国人観光客誘致、インバウンド誘致といった意味合いが込められていく。ツーリズムの訳語として充てられたのも、そうした時代背景がある。
なお、中国では「観光」は一般的ではなく、旅游、遊覧が用いられるようである。当時から、国内観光には、遊山、遊覧、漫遊、行楽などの用語が用いられ、今日の意味合いで、つまり、国内旅行の意味も含めていうところの「観光」が定着したのは1960年代以降とされる。
近年、再び国の光を観るという「易経」の解釈が引用されることが多くなってきた。原義を厳密に解釈すると、文字通り「見物」「物見」であろうが、「光」という比喩的表現で対象が幅広く多様な解釈が可能な事も一因であろう。
庶民に観光と言うものが流行り出した当初は、観光に行くという事自体に価値があり、場所や何をするのか？ということは重点に置かれなかった。しかし、次第に観光に行くということ自体は当たり前となり、何処に行くのか？ということがステータスとなった。観光地を大きい見出しにしたパンフレット等が流行り出したのもこの時期のことである。しかし、その時代も長くは続かず、たいていの観光地には行ったことがある人が増え、何処に行ったということが自慢になる時代は終わりを告げた。
この頃から観光はステータスではなくなり純粋な楽しみとしての観光が広まることになる。具体的には場所ではなく目的が観光を引っぱる時代となった。～をしたいからそれができる場所を観光しようということである。体験型観光が流行り出したのもこの時期からである。現在はこの時代にあるといわれるが、もう一歩進んだ次元にあると言う考え方もある。それは目的だけでは客は来ない、具体的には楽しい気持ちになりたいとか、癒されたいとか、ゆったりした時間が過ごしたいとか、そういった感情が観光を引っぱる時代となったという考え方である。実際そういう言葉がパンフレット等に登場し始めていることも事実である。

ホテル 基本会話

1. 静(しず)かなお部屋(へや)をお願いします。

   조용한 방으로 해주세요.

2. 税金(ぜいきん)とサービス料(りょう)は込(こ)みですか。

   세금과 서비스료가 포함되어 있습니까?

3. もっと安(やす)い部屋(へや)はありませんか。

   좀 더 싼 방은 없습니까?

4. こちらにお名前(なまえ)とご住所(じゅうしょ)をお書きください。

   이쪽에 성함과 주소를 써 주세요.

5. お部屋までご案内いたします。

   방까지 안내해 드리겠습니다.

ホテル 関聯語彙

호텔관련 용어

フロント 프런트	コーヒーショップ 커피숍	ロビー 로비
携帯品預り所(けいたいひんあずかしょ) 휴대품 보관소	エレベーター 엘리베이트	非常口(ひじょうぐち) 비상구
レストラン 레스토랑	食堂(しょくどう) 식당	宴会場(えんかいじょう) 연회장
ナイトクラブ 나이트클럽	バー 바	会議場(かいぎじょう) 회의장
両替(りょうがえ) 환전	会計(かいけい) 회계	精算(せいさん) 정산
満室(まんしつ) 만실	空室(くうしつ) 빈방	オンドル部屋(べや) 온돌방
部屋代(へやだい) 방값	宿帳(やどちょう) 숙박부	とこや・りはつてん 이발관
美容院(びよういん) 미용실		

객실 내부

ベッド 침대	テレビ 텔레비전	テーブル 테이블
ナイトテーブル 나이트 테이블	ライティングデスク 라이팅 데스크	椅子(いす) 의자
冷蔵庫(れいぞうこ) 냉장고	箪笥(たんす) 옷장	カーテン 커튼
ソファ 소파	戸(と)・ドア 문	タオル 타올
洗面台(せんめんだい) 세면대	浴槽(よくそう) 욕조	水(みず) 물
シャワー 샤워	バスマット 욕실용 매트	お手洗(てあら)い・トイレ 화장실
メッセージ 메시지	ルームサービス 룸서비스	モーニングコール 모닝콜
部屋番号(へやばんごう) 룸 넘버	貴重品(きちょうひん) 귀중품	チップ 팁

ホテル 実用会話

A：いらっしゃいませ。

B：チェックインをお願いします。東京で予約しました。

私の名前は福沢諭吉です。

A：お待ちしておりました。ホテルアカシアへようこそ。

B：静かなお部屋をお願いします。

A：かしこまりました。

恐れ入りますが、こちらにお名前とご住所をお書きください。

B：今すぐチェックインできますか。

A：2時からです。

A：ベルマンがご案内いたしますので、少々お待ちください。

C：お待たせしました。お部屋までご案内いたします。

お部屋は5階の533号室でございます。

お部屋の鍵はオートロックになっております。

私は係の金でございます。お部屋はこちらです。

お荷物(にもつ)をお持(も)ちいたします。

B：お願いします。

C：お荷物はいくつですか。

B：全部(ぜんぶ)で三つです。

C：こわれものはございませんか。

B：ありません。

B：もしもし、ルームサービスですか。

A：さようでございます。

B：こちらは554号室(ごうしつ)ですが、ルームサービスをお願いします。

A：ご希望(きぼう)をどうぞ。

B：サンドイッチとコーヒをお願いします。

A：はい、承知(しょうち)しました。

B：どのくらいかかりますか。

A：はい、すぐお持(も)ちします。

B：チェックアウトをお願いします。

A：かしこまりました。お部屋番号をどうぞ。

B：235号室の福沢諭吉(ふくざわゆきち)です。

A：少々お待ちください。

ただいま計算(けいさん)いたします。

お待たせいたしました。

税金(ぜいきん)、サービス料(りょう)あわせて全部(ぜんぶ)で3万5千円になります。

B：わかりました。

A：お支払(しはら)いはどのようになさいますか。

B：現金(げんきん)でお願いします。

A：こちらにサインをお願いします。

4万円お預(あず)かりいたします。

5千円のおかえしでございます。

お部屋のかぎをお返(かえ)しください。

当(とう)ホテルをご利用(りよう)くださいましてありがとうございます。

また、ぜひお越(こ)しください。

食事 基本会話

1. いいレストランを紹介(しょうかい)してくださいませんか。

   좋은 레스토랑을 소개해 주시지 않겠습니까?

2. この近(ちか)くにおいしい日本料理屋(にほんりょうりや)がありますか。

   이 근처에 맛있는 일본 음식점이 있습니까?

3. 食(た)べ方(かた)を教(おし)えてください。

   먹는 방법을 가르쳐 주세요.

4. 和食(わしょく)と洋食(ようしょく)とどちらがお好きですか。

   일식과 양식 중 어느 쪽을 좋아합니까?

5. 注文(ちゅうもん)した料理(りょうり)がまだきません。

   주문한 요리가 아직 나오지 않습니다.

食事 関聯語彙

요리의 재료

牛肉(ぎゅうにく) 쇠고기	豚肉(ぶたにく) 돼지고기	鶏肉(とりにく) 닭고기
羊肉(ようにく) 양고기	卵(たまご) 계란	レバー 간
魚(さかな) 생선	蝦(えび) 새우	いか 오징어
かき 굴	穴子(あなご) 붕장어	鮑(あわび) 전복
海鼠(なまこ) 해삼	貝(かい) 조개	食油(しょくゆ) 식용유
豆腐(とうふ) 두부	しおから 젓갈	米(こめ) 쌀
麦(むぎ) 보리	小麦(こむぎ) 밀	胡麻(ごま) 참깨

야 채

白菜(はくさい) 배추	大根(だいこん) 무	にんにく 마늘
人参(にんじん) 당근	ねぎ 파	たまねぎ 양파
もやし 콩나물	よもぎ 쑥	茸(きのこ) 버섯
松茸(まつたけ) 송이버섯	椎茸(しいたけ) 표고버섯	竹(たけ)の子(こ) 죽순
じゃがいも 감자	さつま芋(いも) 고구마	里芋(さといも) 토란
山芋(やまいも) 마	ほうれんそう 시금치	しょうが 생강
つるにんじん 더덕	せり 미나리	蓮根(れんこん) 연뿌리
春菊(しゅんぎく) 쑥갓	ちしゃ 상치	きゅうり 오이
にら 부추	ごぼう 우엉	わらび 고사리
なす 가지	ききょう 도라지	かぼちゃ 호박
キャベツ 양배추	ピーマン 피망	

조리법

切る 썰다	洗う 씻다	剥く 벗기다
潰す 으깨다	刷り下ろす 갈다	刻む 다지다
おろす 가르다	混ぜる 섞다	揚げる 튀기다
漬け込む 담그다	捏ねる 반죽하다	焼く 굽다
泡立てる 거품내다	煮込む 고우다	煎る 지지다
茹でる 데치다	蒸す 찌다	炒める 볶다
沸かす 끓이다	煮る 조리다	和える 무치다
冷やす 차게 하다	あためる 데우다	炊く 짓다

음료수

お茶 차	紅茶 홍차	麦茶 보리차
柚子茶 유자차	生姜茶 생강차	はと麦茶 율무차
人参茶 인삼차	とうもろこし茶 옥수수차	コーヒー coffee 커피
アイスコーヒー 아이스커피	レモンティー 레몬차	ジュース 주스
オレンジジュース 오렌지주스	コーラ 콜라	かき氷 빙수
ミルク milk 우유	サイダー cider 사이다	ワイン wine 와인
ウイスキー whisky 위스키	ブランデー brandy 브랜디	カクテル cocktail 칵테일
焼酎 소주	日本酒 일본청주	ビール beer 맥주

메 뉴

ハンバーガ 햄버거	とんカツ 돈까스	サンドイッチ 샌드위치
ラーメン 라면	カップラーメン 컵라면	スパゲッティ 스파게티
そば 메밀국수	うどん 우동	のりまき 김밥
すきやき 전골	やきざかな 생선구이	べんとう 도시락
おにぎり 주먹밥	ていしょく 정식	たちぐいそば 서서 먹는 국수
きびだんご 수수경단	すいもの 맑은국	あぶらげ 유부
つくだに 조림	サラダ 샐러드	すあえ 초무침

생선회 재료

まぐろ 다랑어	かつお 가다랭이어	はまち 방어
こはだ 전어	あじ 전갱이	さば 고등어
あおやき 개량조갯살	たい 도미	ひらめ 넙치

みるがい 왕우럭조개	しゃこ 갯가재	えび 새우
たこ 낙지	鳥貝(とりがい) 새조개	さざえ 소라
いか 오징어	ほたてがい 가리비	あわび 전복
いくら 연어알	うに 섬게	ふぐさし 복회
もりあわせ 모듬	数の子(かずのこ) 말린청어알	

食事 実用会話

A：7時に予約(よやく)をお願いしたいのですが。

B：何名(なんめい)さまですか。

A：五人です。

B：かしこまりました。お名前(なまえ)をどうぞ。

A：木村(きむら)です。

B：では、当日(とうじつ)お待(ま)ちしております。

A：こんばんは、予約してある木村(きむら)です。

B：お待ちしておりました。木村(きむら)さん。

私について来てください。

どうぞ、こちらのお席でございます。

A：メニューはありますか。

B：はい、どうぞ。

A：ここの自慢料理(じまんりょうり)は何ですか。

B：さしみ定食(ていしょく)です。

A：それにします。

B：他にご注文はございませんか。

A：きりんビール三本ください。

B：かしこまりました。
お待たせいたしました。
ごゆっくりどうぞ。

A：レジはどこですか。

B：あちらでございます。

A：お勘定はいくらになりますか。
18,000円でございます。
ごいっしょでよろしいでしょうか。

A：はい、私が払います。

B：2万円お預かりします。
2千円のおかえしです。
こちらがレシートでございます。

ショッピング 基本会話

1. 一番(いちばん)大きいショッピングセンターはどこにありますか。

제일 큰 쇼핑센터는 어디에 있습니까?

2. カメラ売(う)り場(ば)はどこですか。

카메라 매장은 어디입니까?

3. すみません、あの白いシャツを見せてください。

미안합니다만, 저 흰 셔츠를 보여주세요.

4. どうですか、似合(にあ)いますか。

어떻습니까, 어울립니까?

5. ちょっと値引(ねび)きしてくださいませんか。

조금 할인해 주시지 않겠습니까?

ショッピング 関聯語彙

쇼핑용어

デパート(department store)	백화점
専門店	전문점
スーパーマーケット(super market)	수퍼마켓
安売り店(discount shop)	할인점
ブティック(drug store)	부디크
ドラッグ・ストア(drug store)	드러그스토어
免税店	면세점

용어정리

上着 상의	スーツ 수트	ジャケット 재킷
ブレザーコート 블레이저 코트	ズボン 바지	セーター 스웨터
ベスト 조끼	ネクタイ 넥타이	シャツ 셔츠

ワイシャツ 와이셔츠	カーディガン 가디건	ポロシャツ 폴러셔츠
レインコート 레인코트	下着(したぎ) 속옷	パジャマ 잠옷
カフスボタン 커프스단추	ワンピース 원피스	ツーピース 투피스
ファスナー 지퍼	スカート 치마	ブラウス 블라우스
スラックス 슬랙스	ティーシャツ T셔츠	ブルージーンズ 청바지
ペンティ 팬티	ブラジャー 브라자	サックス 양말
ストッキング 스타킹	えり 옷깃	ハンカチ 손수건
ボタン 단추	スリップ 슬립	ガードル 거들
長袖(ながそで) 긴소매	半袖(はんそで) 반소매	袖無(そでなし) 소매 없음
丸首(まるくび) 목을 둥글게 판 것	ウール 울	化学繊維(かがくせんい) 화학섬유
木綿(もめん) 면직물	麻(あさ) 삼/모시	絹(きぬ) 비단
ポリエステル 폴리에스테르	ビロード 비로드	カシミア 캐시미어

ナイロン 나일론	サイズ 사이즈	短(みじか)い 짧다
長(なが)い 길다	大(おお)きい 크다	小(ちい)さい 작다
緩(ゆる)い 헐겁다	きつい 끼다	デニム 데님
サテン 새틴	デザイン 디자인	ポケット 호주머니

ショッピング 実用会話

A：どんなものが欲(ほ)しいのですか。

B：品物(しなもの)を見ながら決(き)めようと思っています。

一番(いちばん)大きいショッピングセンターはどこにありますか。

A：歩いて5分のところにデパートがあります。

B：営業時間(えいぎょうじかん)は何時から何時までですか。

A：10時から8時までですか。

今、バーゲンはやっています。

A：いらっしゃいませ。何かお探(さが)しですか。

B：家族(かぞく)へのみやげを探しています。

スカーフはありませんか。

A：はい、2階(かい)のアクセサリー売場(うりば)にございます。

B：すみません、あの白いシャツを見せてください。

A：はい、どうぞ。

いかがですか。

B：サイズが合いません。

もっと小さいサイズはありますか。

ほかのを見せてください。

どうですか、似合(にあ)いますか。

A：よくお似合いですよ。

B：これにします。いくらですか。

A：1万円です。

B：ええっ、高(たか)すぎますね。

ちょっと値引(ねび)きしてくださいませんか。

A：9千円ならお売りできます。

B：全部でいくらですか。

A：3万5千円です。

4万円お預(あず)かりいたします。

5千円のお返(かえ)しです。

B：領収書(りょうしゅうしょ)をください。

A：これが領収書です。

참고문헌

【 국내문헌 】

김명자 외(2007). 『건강검진』, 정문각.

김미숙(2008). 『응급구조사 업무수행의 영향 요인』.

김성혁 · 김순하(2006). 『여행사 실무론』, 백신출판사.

김수배(1998). 『원무관리 실무』, 군자출판사.

류규수(1998). 『병원경영학』, 계축문화사.

이진동(2008). 『고각의료장비의 구매의사결정 영향요인이 재구매 추천의도에 미치는 영향』.

【 일본문헌 】

古賀元章/山本一夫(2007). 『英語でやさしく学ぶ医療サービス』, 大学出版.

広田麻子(2007). 『医療看護英語論集』, 英光社.

宮原伸二(2006). 『福祉医療用語辞典』, 創元社.

大野実(2007). 『メルクマニュアルから学ぶ医療英語』, 医歯薬出版.

鈴木英次(2008). 『わかりやすい医療英語』, 広川書店.

飯田恭子(2009). 『ハローキティの図解人体解剖用語辞典』, ナツメ社.

山田政美/田中芳文(2006). 『医療英語がおもしろい』, 医歯薬出版.

石橋丸応. 『図説医療用語辞典』, 薬事新報社.

牛越博文(2009). 『医療経済学入門』, 岩波書店.

越前宏俊/鈴木孝(2009).『薬物治療学』, 医学書院.

日本医学教育学会(2003).『医学医療教育用語辞典』, 照林社.

日本薬学会(2009).『薬と疾病』, 東京化学同人.

草柳かほる(2007).『領域別看護・医療現場の用語・略語辞典』, 西東社.

ペーター・グロス・垣内史堂(2007).『医療英語表現辞典』, オーム社.

ミスズ・グレッグ/池西悦子(2009).『看護教育学』, 南江堂.

Dr. Peter Rowan・福沢清(1997).『わかりやすい医療英語』, 松柏社.

박복원

(현) 한국국제대학교 관광일어학과 교수

논 문

「芭蕉의 思想 形成에 관한 硏究」, 박사학위논문
「芭蕉의 禪과 自然觀」, 한국일본근대학회
「芭蕉의 漂泊에 나타난 杜甫의 影響」, 한국일본문화학회
「바쇼의 장자수용에 있어서 두보의 영향」, 동아시아일본학회
「芭蕉의 禪 思想에 나타난 杜甫의 影響」, 한국일본어교육학회
외 다수

저 서

『보석상자 일본사정』, 일본어뱅크
『관광가이드 일어』, 기문사
『호텔일본어』, 백산출판사
『일본정보뱅크』, 백산출판사
『日本語はおもしろい』, 백산출판사 외 다수

강희석

동국대학교 일반대학원 석사 졸업
경기대학교 관광전문대학원 박사과정
(현) (주)현대메디스 의료관광사업팀 차장
E-Mail : hyundaimedis@hotmail.com

의료관광 日本語

2010년 1월 25일 초판 1쇄 인쇄
2010년 1월 30일 초판 1쇄 발행

공저자 박 복 원·강 희 석
발행인 (寅製) 진 욱 상

발행처 백산출판사
서울시 성북구 정릉3동 653-40
등록 : 1974. 1. 9. 제 1-72호
전화 : 914-1621, 917-6240
FAX : 912-4438
http://www.ibaeksan.kr
edit@ibaeksan.kr
biz@ibaeksan.kr

값 13,000원
ISBN 978-89-6183-264-9